Hochsensible Kinder

Alles was Sie über bedürfnisorientierte Erziehung für gefühlsstarke Kinder wissen müssen

Luise Berthauer

ISBN: 9798554893292

INHALT

HOCHSENSIBILITÄT – MEHR ALS NUR EIN STÄNDIG WEINENDES KIND 5

DIE BASICS 9

WAS IST HOCHSENSIBILITÄT? 9

DIE FORMEN DER HOCHSENSIBILITÄT 12

DIE KOGNITIVE HOCHSENSIBILITÄT 13

DIE SENSORISCHE HOCHSENSIBILITÄT . 14

DIE EMOTIONALE HOCHSENSIBILITÄT . 16

DER FORSCHUNGSSTAND 19

DAS ZUSAMMENSPIEL VON REIZEN UND EMOTIONEN 19

ZEITPUNKT UND GRÜNDE DES ERWERBS 23

DIE VERERBUNG 24

DER EINFLUSS VON BEZIEHUNGEN IM FRÜHKINDLICHEN ALTER 24

TRAUMATA ALS AUSLÖSER 25

WO LIEGT DIE GRENZE ZWISCHEN NORMALER SENSIBILITÄT UND

HOCHSENSIBILITÄT? 27

TALENTE UND BEEINTRÄCHTIGUNGEN HOCHSENSIBLER MENSCHEN 31

MIT WELCHEN HINDERNISSEN WERDEN HOCHSENSIBLE KONFRONTIERT? 31

HÜRDEN IM ALLTAG 32

HÜRDEN IN BEZIEHUNGEN 37

HÜRDEN IM BERUFSLEBEN 41

WELCHE VORTEILE HABEN HOCHSENSIBLE IM VERGLEICH ZU NORMALSENSIBLEN? 45

HOCHSENSIBLE KINDER – ERKENNEN, LIEBEN UND SCHÜTZEN 52

WORAN SIE ERKENNEN, DASS IHR KIND HOCHSENSIBEL IST 52

HOCHSENSIBILITÄT BEI SÄUGLINGEN UND KLEINKINDERN IM KINDERGARTENALTER (CA. 0 - 5 JAHRE) 53

HOCHSENSIBILITÄT BEI KINDERN UND JUGENDLICHEN IM SCHULALTER (5 - 19) 58

WAS HOCHSENSIBLE KINDER ALLES KÖNNEN 64

WAS PASSIERT, WENN SIE DIE HOCHSENSIBILITÄT IHRES KINDES

IGNORIEREN? 69

WIE SIE UND IHR KIND RICHTIG MIT SEINER HOCHSENSIBILITÄT UMGEHEN 73

WIE ERKLÄRE ICH MEINEM KIND, DASS ES GEFÜHLSSTARK IST? 73

HOCHSENSIBLE KINDER FÖRDERN UND STÄRKEN 77

PRÄVENTIVE MAßNAHMEN 77

MAßNAHMEN BEI HOCHSENSIBLEN KINDERN 80

MITEINANDER STATT GEGENEINANDER 80

DAS SELBSTBEWUSSTSEIN STÄRKEN 82

ÜBUNG 1 – „WAS ICH AN DIR MAG“ 83

ÜBUNG 2 - „WAS HEUTE SUPER WAR“ 83

ÜBUNG 3 – „KOPF HOCH!“ 84

ÜBUNG 4 - „SCHAU MIR IN DIE AUGEN, KLEINES!“ 85

ÜBUNG 5 - „NEIN SAGEN“ 86

VERNETZEN SIE SICH 87

TRÖSTEN STATT BERUHIGEN UND AKTIVES ZUHÖREN 87

GRENZEN SETZEN ... 90

DIE ELTERN ALS VORBILDER ... 92

13 EFFEKTIVE TIPPS UND TECHNIKEN, PROBLEME UND LÖSUNGEN BEI HOCHSENSIBLEN KINDERN ... 97

HÄUFIG GESTELLTE FRAGEN ... 102

HAFTUNGSAUSSCHLUSS ... 106

URHEBERRECHT ... 107

HOCHSENSIBILITÄT – MEHR ALS NUR EIN STÄNDIG WEINENDES KIND

„Sei nicht so eine Heulsuse und reiß dich zusammen!" Ein Satz, den Sie vielleicht selbst schon einmal an den Kopf geworfen bekommen haben. Wissen Sie noch, wie Sie sich dabei fühlten? Unterstellt man uns in einem höchst emotionalen, sogar tränenreichen Moment, wir wären Mimosen und würden übertreiben, macht das die Situation für gewöhnlich nicht besser. In der Regel fällt es uns dadurch noch schwerer, unsere Gefühle unter Kontrolle zu bringen und eben keine *Heulsuse* zu sein. Außerdem zweifeln wir, falls wir das nicht eh schon getan haben, an uns selbst und an der Ernsthaftigkeit unserer Emotionen. Ist es wirklich so schlimm, wie ich es wahrnehme, oder bilde ich es mir vielleicht doch nur ein? Nun stellen Sie sich vor, Sie sind ein Kind, das aufgrund seines Alters ohnehin noch nicht genau weiß, wie es mit seinen Gefühlen umzugehen hat. Stellen Sie sich darüber hinaus vor, ein Kind zu sein, das überdurchschnittlich stark auf bestimmte Reize reagiert. Für solche Kinder, die von Experten als hochsensibel bezeichnet werden, ist es eine enorme Herausforderung, mit äußeren Einflüssen umzugehen. Nicht umsonst spricht man daher auch vom überreizten Gehirn – die Betroffenen sind schlichtweg mit ihrer Außenwelt und den Eindrücken, die auf sie einprasseln, überfordert. Sie verarbeiten das, was sie sehen, hören und fühlen, anders als normal sensible Menschen. Sicher können Sie sich vorstellen, dass diese Eigenschaft, die laut neuester Studien übrigens 25 - 30 Prozent der Bevölkerung innehaben, viele Schwierigkeiten für die Betroffenen mit sich bringt. Doch kann Hochsensibilität für die jeweilige Person, wenn diese früh genug erkannt, entsprechend gefördert und unterstützt wird, auch etwas überaus Positives sein: eine Chance! So sind hochsensible Kinder z.B. oft empathischer und vorausschauender als andere ihrer Altersstufe. Viele kognitiv Hochsensible gelten darüber hinaus als hochbegabt! In diesem Ratgeber möchten wir Ihnen Tipps und Strategien vorstellen, mit denen Sie Ihr hochsensibles Kind feinfühlig, liebevoll und bedürfnisorientiert erziehen können, damit es seine Hochsensibilität nicht als ein Laster wahrnimmt, sondern als ein Talent. Dafür werden wir zunächst unter anderem darauf eingehen, was Hochsensibilität überhaupt ist, welche Arten es gibt und wie Sie sie an Ihrem Kind erkennen. Anschließend kommen wir zu praktischen Übungen und Tricks, durch die Ihr Kind sich selbst nicht länger als Heulsuse, sondern viel mehr als gefühlsstarke Person begreift, die alles erreichen kann, was sie nur will!

DIE BASICS

WAS IST HOCHSENSIBILITÄT?

Sie sitzen in einer Arztpraxis im Wartezimmer und das Telefon eines anderen Patienten gibt ununterbrochen nervtötende Klingelgeräusche von sich. In der Wohnung über Ihnen wird renoviert und Sie sind ständigem Baulärm ausgesetzt. Sie gehen an einer offenen Mülltonne vorbei, in der übel riechende Küchenabfälle vor sich hingammeln. Was für normal sensible Menschen schon unangenehm sein kann, ist für den hochsensiblen die reinste Qual. Er nimmt (bestimmte, mitunter aber auch alle) Sinneseindrücke sehr viel intensiver wahr, verarbeitet sie anders und reagiert dementsprechend auch stärker auf sie. Sie sehen Dinge, die andere übersehen. Sie riechen etwas, das andere gar nicht zur Kenntnis nehmen. Und sie hören Geräusche, für die andere taub sind. Kurzum: Sinneserfahrungen haben für Hochsensible tendenziell ein größeres Ausmaß als für andere. Doch zur Hochsensibilität gehört noch viel mehr: Gefühlsstarke Personen, so die positive Umschreibung, durchdenken die Dinge, die sie beschäftigen, öfter und eindringlicher als der Rest. Sie sind aufmerksamer, vorsichtiger und emotionaler als andere. Oft können sie sich aber auch besonders gut in ihre Mitmenschen hineinversetzen und deren Sorgen und Nöte nachvollziehen. Was den Ursprung dieses Phänomens angeht und darüber, wie es sich im Nervensystem äußert, sind sich die Forscher uneinig. In einigen Untersuchungen mit Magnetresonanztomografien (MRT) konnte beobachtet werden, dass bei Hochsensiblen bestimmte Teile des Gehirns stärker aktiviert werden als bei Normalsensiblen. Hierbei soll u.a. die Vererbung eine Rolle spielen. Diese Ergebnisse sind jedoch nicht hieb- und stichfest und Hochsensibilität ist noch immer keine offizielle psychologische Diagnose, da die Forschung dazu noch ganz am Anfang steht. Einig sind sich Wissenschaftler, Psychologen und Verhaltensforscher aber vor allem in einem: Jeder Mensch nimmt Umweltreize unterschiedlich wahr, verarbeitet sie auf seine eigene Weise und geht individuell mit ihnen um. Hochsensible Menschen tun das eben auf eine intensivere Art als der Durchschnitt. Das bedeutet letztlich, dass sie in ihrem Alltag, zum Beispiel im Beruf oder in einer Beziehung, mit anderen Hindernissen konfrontiert werden als ihre durchschnittlich sensiblen Mitmenschen. Sie beschreiben sich selbst oft zwar als aufgeschlossen gegenüber Neuem, sind aber in der Tendenz emotional instabil und oftmals introvertiert.

Sie wägen lieber einmal öfter mögliche Konsequenzen und Risiken ab, bevor sie etwas tun. Ob diese Eigenschaften Anzeichen für ein besonderes Temperament sind, Persönlichkeitsmerkmale oder vielleicht sogar beides, ist umstritten. In jedem Fall bedeuten sie, dass hochsensiblen Kindern rechtzeitig beigebracht werden muss, mit ihnen umzugehen. Nur so können sie sich zu selbstbewussten Erwachsenen mit einem glücklichen und erfüllten Leben entwickeln. Das Gegenteil wäre eine ständige Reizüberflutung, die auf Dauer bis hin zu starken psychischen und körperlichen Erkrankungen führen kann. Deswegen ist es umso wichtiger, Hochsensibilität zu erkennen und zu wissen, wie man als Betroffener oder Angehöriger damit verfährt. Was Hochsensible als Letztes brauchen, ist nämlich eins: Als dünnhäutige Simulanten abgestempelt zu werden. Oft haben gefühlsstarke Personen ohnehin große Probleme, ein positives Selbstwertgefühl aufzubauen. Sie fragen sich häufig, warum sie scheinbar ganz anders ticken als ihre Mitmenschen und haben teilweise große Schwierigkeiten, sich selbst so zu akzeptieren, wie sie sind. Stärken Sie das Selbstbewusstsein hochsensibler Menschen, indem Sie ihre Sorgen und Ängste ernst nehmen und ihnen helfen, damit umzugehen. Ganz gleich, ob Sie es hierbei mit Ihrem Partner, einem Bekannten oder Ihrem eigenen Kind zu tun haben!

Auf den Punkt gebracht: Hochsensible Menschen nehmen

ihre Umwelt intensiver und ungefilterter wahr als ihre Mitmenschen und neigen daher dazu, von äußeren Reizen überfordert zu werden. Andererseits bergen sie das Potenzial, durch ihre besondere Sinnesverarbeitung in bestimmten (bspw. zwischenmenschlichen) Bereichen eine einzigartige Begabung zu entwickeln. Wer bereits im Kindes- und Jugendalter gefördert wird, kann mit seiner Hochsensibilität sehr gut leben.

DIE FORMEN DER HOCHSENSIBILITÄT

Wie Sie bereits wissen, betrifft Sensibilität einerseits unsere Sinne (Sehen, Hören, Riechen, Schmecken und Tasten) und andererseits unsere Gefühls- und Gedankenwelt. Jemand, der sensibel ist, kann also jemand sein, der schneller traurig wird als andere und dementsprechend nah am Wasser gebaut ist oder aber auch jemand, der auf Berührungen und Geräusche ungewöhnlich stark reagiert im Vergleich zu seinen Mitmenschen. Nicht immer ist es einfach zu entscheiden, an welchem Punkt Hochsensibilität anfängt, da Sensibilität graduierbar ist. Jeder nimmt seine Umwelt unterschiedlich intensiv wahr. Die Grenze zur normalen Sensibilität verläuft daher nicht selten fließend. Dennoch gibt es Anzeichen dafür, die darauf schließen lassen, dass eine Person überdurchschnittlich auf Reize reagiert, auf die wir noch eingehen werden. Bei der Hochsensibilität unterscheidet man außerdem – je nachdem, welche Wahrnehmungs- und Verarbeitungsabläufe betroffen sind – zwischen verschiedenen Formen. Ein Hochsensibler kann einer oder mehrerer dieser Kategorien zugeordnet werden, das ist von Person zu Person unterschiedlich. Zu den Varianten gehören die kognitive, die sensorische und die emotionale Hochsensibilität. Die sensorische Hochsensibilität wird dabei nochmal nach den fünf Sinnen und neuerdings zusätzlich nach der thermischen Hochsensibilität unterteilt. Ein Kind, das etwa sowohl kognitiv als auch emotional hochsensibel ist, hat dabei mit noch mehr Herausforderungen zu kämpfen als eins, das z.B. ausschließlich sensorisch hochsensibel oder gar durchschnittlich sensibel ist. Damit Sie eine Vorstellung davon haben, was die verschiedenen Varianten für den Hochsensiblen bedeuten, welche Vor- und Nachteile sie mit sich bringen und wie sie sich äußern, stellen wir sie Ihnen nun vor:

DIE KOGNITIVE HOCHSENSIBILITÄT

Haben Sie schon einmal eine dieser Fernsehshows gesehen, in denen Kinder mit besonderen Talenten diese zum Besten gegeben haben? Neben außergewöhnlich sportlich begabten Kindern und solchen, die ein Instrument bereits in jungen Jahren hervorragend beherrschen, treten auch immer wieder Kinder an, die etwas vorführen, wodurch sie ihre herausragende Intelligenz beweisen. Etwa solche, die komplexe mathematische Aufgaben schneller im Kopf lösen können als ein Taschenrechner. Oder solche, die ein ganzes Buch innerhalb kürzester Zeit lesen und den Inhalt sowie kleinste Details korrekt wiedergeben können. Talente wie diese können (!) ein Anzeichen für eine kognitive Hochsensibilität sein. Hierbei steht das logische Denken der Personen im Fokus. Sie denken in sehr viel komplexeren und komplizierteren Mustern und Strukturen als gewöhnlich sensible Personen, wodurch sie teilweise innerhalb kürzester Zeit auf Problemlösungen kommen, die für andere kaum begreifbar sind. Die Themenfelder sind dabei vielschichtig, was die Leistung der kognitiv Hochsensiblen noch bemerkenswerter macht. Ihre Fähigkeiten, die das Denken betreffen, sind beispiellos, wodurch sie oftmals als hochbegabt angesehen werden. Sie sehen: Hochsensibilität muss nicht unbedingt etwas Schlechtes sein! Sie kann auch Türen öffnen, die sonst womöglich verschlossen bleiben würden. Wichtig ist hierbei, die Begabung Ihres Kindes zu erkennen und entsprechend zu fördern. So lernt es, mit ihr umzugehen und als etwas Positives aufzufassen, wodurch sein Selbstbewusstsein gefestigt wird.

DIE SENSORISCHE HOCHSENSIBILITÄT

Bei der sensorischen Hochsensibilität stehen die Sinnesorgane der Person im Zentrum. So gibt es Personen, die optische Reize sehr viel differenzierter wahrnehmen als ihre Mitmenschen. Sie können zum Beispiel kleinste Farbnuancen, die für das Auge von normal sensiblen Personen kaum zu unterscheiden sind, auseinander halten. Sie sehen etwas, das wir nicht sehen in einem durchaus positiven Sinn. Auch Gerüche oder Geschmäcker werden intensiver und vielschichtiger wahrgenommen. Man kann sich das ähnlich wie bei der Nase eines Spürhundes vorstellen. Leider führt das häufig auch dazu, dass unangenehme Sinneswahrnehmungen noch negativer empfunden werden als bei anderen Menschen. Das kann bedeuten, dass ein wolkenverhangener hellgrauer Himmel blendet und in den Augen schmerzt, laute Musik sehr schnell zu Kopfschmerzen führt und Temperaturschwankungen als etwas sehr Unangenehmes empfunden werden. Hierbei hilft in erster Linie, solch stark sensorischen Reizen aus dem Weg zu gehen, indem man die Lautstärke von Musik auf ein Minimum begrenzt, eine Sonnenbrille trägt, wenn die Augen geblendet sind oder Ähnliches. Andererseits kann auch diese Art der intensiven Wahrnehmung als ein Talent verstanden werden, da sensorisch Hochsensible oft eine größere Aufmerksamkeit gegenüber ihrer Umwelt aufbringen und Dinge bemerken, die andere übersehen. In Berufsfeldern wie z.B. der Polizeiarbeit kann dies überaus vorteilhaft sein. Das heißt: Vermeiden Sie für Ihr Kind Unangenehmes und zeigen Sie ihm, wie es das Beste aus seiner Gefühlsstärke herausholen kann!

DIE EMOTIONALE HOCHSENSIBILITÄT

Auch Personen, die diese Art der Hochsensibilität innehaben, sind Ihnen sicher schon einmal über den Weg gelaufen. Menschen, die emotional hochsensibel sind, spüren bereits, bevor ein Streit überhaupt begonnen hat, wie die Stimmung ins Negative kippt. Sie erkennen, wie sich die Körpersprache der Beteiligten verändert und nehmen Schwingungen wahr, die für andere nicht spürbar sind. So erkennen sie sofort, dass eine Situation zu eskalieren droht, weil sie die sich emotional aufladenden Akteure im wahrsten Sinne des Wortes spüren. So wissen sie schon frühzeitig, dass sich Spannungsverhältnisse entwickeln und die zwischenmenschliche Atmosphäre ändert. Sie können sich schnell ein umfassendes Bild über die Gefühlslage ihrer Mitmenschen machen. Das kann durchaus vorteilhaft sein, da sie so in der Lage sind, Konflikte zu verhindern, bevor sie ausbrechen. Andererseits bedeutet eine emotionale Hochsensibilität für die Betroffenen auch häufig, dass sie verhältnismäßig stark auf negative Energie reagieren und unter dieser leiden. Oft gehen die Emotionen ihrer Mitmenschen auch auf sie über, da sie diese nicht von ihren eigenen abgrenzen können. Daher sind emotional Hochsensible stets auf ein harmonisches Umfeld angewiesen, damit es ihnen selbst gut geht. Streits werden gemieden, auch wenn die eigenen Bedürfnisse dafür hinten angestellt werden müssen. Solche besonderen Kinder müssen ebenfalls kräftig in ihrem Selbstbewusstsein gestärkt werden, damit sie lernen, sich nicht ständig hinten anzustellen und den eigenen Wert nicht aus den Augen zu verlieren. Nun wird nochmal deutlicher, dass vor allem emotionale Hochsensibilität sehr viel mehr bedeutet, als ständig für Außenstehende scheinbar grundlos den Tränen nahe zu sein. Ein Grund mehr, gefühlsstarke Kinder immer ernst zu nehmen!

Hochsensible Menschen haben nicht selten mehrere der eben vorgestellten Formen der Hochsensibilität inne. Schließlich verarbeiten sie bei all diesen Varianten externe Reize, nur dass diese unterschiedlicher Natur sind. Einige entspringen der kognitiven, einige der emotionalen und andere der sensorischen Ebene. Und dennoch bleiben es Reize, die vom Gehirn umgewandelt werden. Deswegen kommt es häufig zu Mischformen. In der Regel lässt sich ein hochsensibler Mensch einem Bereich deutlicher zuordnen als einem anderen, doch haben sie oft trotzdem die Fähigkeiten in sich und werden mit den Schwierigkeiten der anderen Varianten der Hochsensibilität konfrontiert. Wichtig ist daher, die Wahrnehmung eines hochsensiblen Kindes ganzheitlich zu betrachten und es auf jeder der drei Ebenen ernst zu nehmen und zu fördern. Verständnis und Unterstützung sind das A und O!

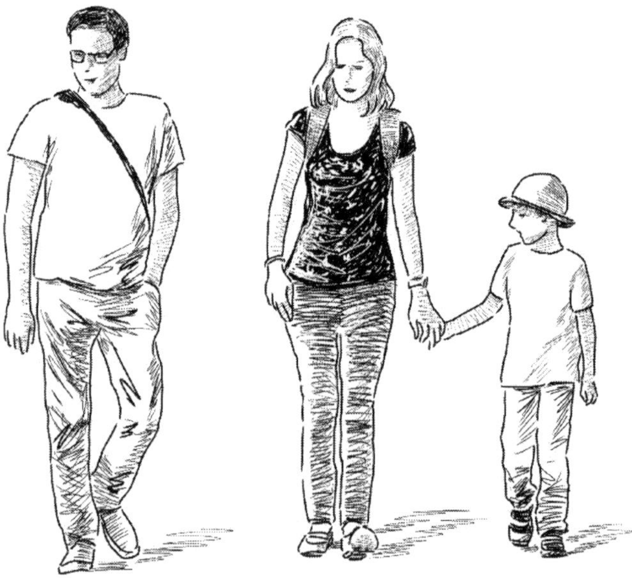

Die Aufgabe der Umgebung ist nicht, das Kind zu formen,
sondern ihm zu erlauben, sich zu offenbaren.
(Maria Montessori)

DER FORSCHUNGSSTAND

DAS ZUSAMMENSPIEL VON REIZEN UND EMOTIONEN

Bevor wir uns dem wichtigsten Teil dieses Ratgebers widmen und uns auf Tipps und Tricks bei hochsensiblen Kindern konzentrieren, müssen wir nochmal einen Schritt zurückgehen und uns mit einigen Grundlagen zur Reizverarbeitung beschäftigen. Das ist wichtig, um zu verstehen, mit welchen zusammenhängenden Problemen, aber auch Vorteilen, Hochsensible konfrontiert werden und wieso sich Gefühlsstärke immer auf das Fühlen im sensorischen und im emotionalen Sinn bezieht.

Doch wie funktioniert unsere Sinnesverarbeitung eigentlich? Egal, ob wir sehen, hören, fühlen, tasten oder schmecken – an erster Stelle steht der Reiz. Ohne Reiz gibt es nichts, was verarbeitet werden muss. Dass das in der Praxis nicht vorkommt, weil wir immer und zwangsläufig mindestens einem, in der Regel mehreren, Reizen ausgesetzt sind, ist klar. Werden wir dann mit einem Reiz konfrontiert, wird der für gewöhnlich auch von mehreren Sinnen gleichzeitig verarbeitet. Gehen wir z.B. spazieren und kommen dabei an einem Ententeich vorbei, können wir diesen und die Enten sehen, wir hören ihr Quaken und evtl. das Plätschern des Wassers und vielleicht riechen wir sie sogar. Würden wir sie anfassen, spielte auch unser Tastsinn eine Rolle. Dadurch entsteht ein zusammenhängendes Bild unserer Umwelt, geformt durch all unsere Sinne. Allerdings nehmen wir nicht immer alles bewusst und in derselben Intensität wahr. Das würde uns überfordern. So nehmen wir bei unserem Spaziergang nur einen Bruchteil der Dinge wahr, die sich uns tatsächlich anbieten. Wir sehen nicht jede einzelne Feder der Enten, jedes Blatt an den Bäumen oder jeden Grashalm. Dafür sorgt ein wesentlicher Teil unseres limbischen Systems, genannt *Thalamus*. Er gehört zum Gehirn und entscheidet, ohne dass wir etwas davon mitbekommen, welche Reize für uns wie wichtig sind und filtert sie entsprechend, damit es eben nicht zu einer Reizüberflutung kommt. Nur die wirklich relevanten und interessanten Informationen werden weitergeleitet und verarbeitet. Es kommt zur bewussten Wahrnehmung.

Natürlich funktioniert dieser Filterungsprozess nicht bei allen Menschen gleich. Bei manchen werden mehr Reize gleichzeitig verarbeitet als bei anderen und wie stark das Gehirn dabei aktiviert wird, ist ebenfalls von Person zu Person unterschiedlich. Man nimmt an, dass bei Hochsensiblen eine Kombination aus vielzähligen verarbeiteten Reizen und der Intensität dieser Verarbeitung der Auslöser für ihre besondere Wahrnehmung ist. Außerdem – und das ist sowohl bei Normal- als auch bei Hochsensiblen der Fall – werden die auf uns einprasselnden Reize auch hinsichtlich unserer Persönlichkeit gefiltert und verarbeitet. Was wir bewusst wahrnehmen, hängt von unseren Vorlieben, Interessen, unserer aktuellen Stimmung und unserer Lebenssituation ab. Was uns kognitiv beschäftigt, worüber wir also vermehrt nachdenken, nehmen wir auch vermehrt und intensiver wahr. Dinge, die für uns eine hohe Wichtigkeit haben, werden eher verarbeitet und bewusst wahrgenommen als solche, die keine große Rolle für uns spielen. Dazu ein kleines Beispiel: Mein kleiner Bruder ist ein großer Autofan. Schon als er noch klein war und ich ihn vom Kindergarten oder der Schule abgeholt habe, sind ihm bestimmte Autos und Automarken deutlich aufgefallen. Er hat sich darüber gefreut, z.B. einen Audi A3 zu sehen und hat ganz begeistert mit dem Finger darauf gezeigt, während ich den Wagen vorher nicht mal zur Kenntnis genommen habe. Autos hatten für mich keine große Bedeutung, für meinen Bruder aber schon. Deswegen hat er sie auch bewusst wahrgenommen, während ich nicht auf sie geachtet habe. Interessant ist, dass wir unsere Vorlieben auch häufig unbewusst in Gesprächen mit anderen Personen einfließen lassen. Fragt uns jemand nach dem Weg und wir sind zu diesem Zeitpunkt hungrig, ist es sehr wahrscheinlich, dass der von uns beschriebene Weg an Restaurants oder Imbissbuden vorbeiführt. Das tun wir nicht bewusst, stattdessen spielt hierbei unsere emotionale Sensibilität eine große Rolle. Sie sorgt ebenfalls dafür, dass unsere Wahrnehmung in einer bestimmten Art und Weise gefiltert und gesteuert wird. Andererseits passen wir, sofern wir das können, auf uns einprasselnde Reize häufig an unsere Gefühlslage an. Wer gut gelaunt ist, hört wohl eher fröhliche als traurige Musik, weswegen in Clubs auch selten auf melancholische Songs zurückgegriffen wird. Die Gäste sollen ja in Feierstimmung kommen! Reize haben also einen Einfluss auf unsere Emotionen und gleichzeitig bestimmen unsere Gefühle, welche Reize wir bewusst wahrnehmen. Je nach Persönlichkeit haben wir also eine ganz eigene emotionale Sensibilität. Vorhanden ist sie aber bei uns allen.

Was bedeutet das für Hochsensible? Nun, man kann auf diese Art und Weise begründen, wieso gefühlsstarke Menschen oft besonders empathiefähig sind. Sie nehmen die (bewussten und unbewussten) Signale ihrer Mitmenschen deutlicher und ungefilterter wahr, weswegen sie eine höhere Wichtigkeit für sie erlangen. Folglich fällt es ihnen leichter, sich in die Emotionen des anderen einzufühlen und das Bedürfnis entsteht, entsprechend auf sie zu reagieren. Sie sehen z.B. eher als normal sensible Menschen, wenn es einem anderen nicht gut geht, da sie die bewussten und unbewussten Signale ihres Gegenübers ungefilterter wahrnehmen. Sie spüren dadurch schneller und deutlicher, dass etwas nicht stimmt und fühlen sich nicht selten dazu verpflichtet zu helfen. Ihre starken Emotionen sorgen also dafür, dass sie Gefühle ihrer Mitmenschen intensiver und bewusster wahrnehmen. Wiederum werden diese Gefühle dann zu Reizen, die ihre eigene Stimmung beeinflussen. Das ist eine Fähigkeit, ob sie nun gut oder schlecht sein mag, lässt sich diskutieren, die jeder psychisch gesunde Mensch innehat. Bei Hochsensiblen ist sie noch etwas ausgeprägter. Deswegen hängen die einzelnen Formen der Hochsensibilität, v.a. die emotionale und die sensorische, so oft zusammen. Sie beeinflussen sich gegenseitig.

ZEITPUNKT UND GRÜNDE DES ERWERBS

Fragt man die Wissenschaft, wann genau Hochsensibilität bei einem Menschen entsteht, sind sich die Forscher einig: Einen einheitlich für alle Hochsensiblen zutreffenden Auslöser und damit einen bestimmten Zeitpunkt gibt es nicht. Bei manchen ist sie von Geburt an vorhanden, bei anderen entwickelt sie sich erst im Kindes- oder im höheren Alter. Auch die Entstehungsgründe könnten diverser nicht sein, auch wenn die Forschung hierbei bisher nur Vermutungen anstellt und Hypothesen aufstellen kann. Schließlich steckt sie noch in den Kinderschuhen. Nichtsdestotrotz werden wir nun auf einige der möglichen Gründe, weshalb ein Mensch hochsensibel wird, eingehen.

DIE VERERBUNG

Bei vielen ist Hochsensibilität bereits in den Genen der jeweiligen Person fest verankert. Die Vererbung spielt in der Ursachenforschung dementsprechend eine zentrale Rolle. So konnte innerhalb verschiedener Studien festgestellt werden, dass sich Hochsensibilität innerhalb einer Familie oft bemerkenswert häuft. Wer also bereits eine hochsensible Mutter, Großmutter, Tante oder Schwester hat, wird die Voraussetzungen dafür wahrscheinlich ebenfalls in seiner DNA haben. Man vermutet, dass Hochsensible in diesem Fall genetisch dazu veranlagt sind, hochsensibel zu sein. Warum das so ist, ist jedoch noch unklar. So gibt es zwar verschiedene Überlegungen, wie z.B., dass hochsensible Schwangere durch den aufkommenden Stress ihre Hochsensibilität unbewusst auf das Ungeborene übertragen, aber der genaue Entstehungsgrund für Hochsensibilität konnte noch nicht nachgewiesen werden. Für die Vererbungsvariante spricht jedoch die Tatsache, dass viele Säuglinge bereits kurz nach der Geburt ohne überdurchschnittlich aufkommende Reize hochsensibel sind. Womöglich sind es sogar mehr, als man derzeit vermutet, da entsprechende Tests nicht bei jedem Neugeborenen durchgeführt werden.

DER EINFLUSS VON BEZIEHUNGEN IM FRÜHKINDLICHEN ALTER

Viele Betroffene entwickeln ihre Hochsensibilität

aber auch erst im Zeitraum der frühen und späten Kindheit. Hierbei spielt oft die Bindung zu den Eltern eine Rolle, die bei hochsensiblen Kindern nicht selten durch Instabilität geprägt ist. So lernen Kinder, die häufig mit Konflikten mit und zwischen den Eltern konfrontiert werden, das Verhalten und veränderte Atmosphären ihrer Eltern frühzeitig zu bemerken und einzuordnen. Dadurch können sie Konfrontationen schnell erahnen und ihnen aus dem Weg gehen, noch ehe sie überhaupt begonnen haben. Sie werden sozusagen darauf konditioniert, so intensiv wie möglich die noch so kleinsten Stimmungsveränderungen wahrzunehmen, um daraus folgende Konflikte zu vermeiden. Risiken sollen vermieden, Gefahren und Schäden körperlicher sowie psychischer Art verhindert werden. Die durch negative Erfahrungen ausgelöste Hochsensibilität wird hier zu einer Art des Selbstschutzes.

TRAUMATA ALS AUSLÖSER

Die dritte Möglichkeit, wie sich Hochsensibilität entwickeln kann, umfasst Traumata, die in jedem Lebensalter erlebt werden können. Das ist nur logisch, wenn man bedenkt, dass Hochsensibilität in der Kindheit als Überlebensstrategie entwickelt werden kann. Traumatische Erlebnisse werden nämlich durch Situationen ausgelöst, innerhalb derer die Betroffenen ihr Überleben nicht mehr durch ihre ureigenen Flucht- und Kampfinstinkte sichern können. Sie geraten dadurch in einen prägenden Zustand der Handlungsunfähigkeit, der sich noch lange auf ihre Gefühls- und Gedankenwelt auswirkt, sofern dieses Trauma nicht verarbeitet wird. Wer nicht lernt, mit seinem Trauma umzugehen, kann dadurch zu einer hochsensiblen Persönlichkeit werden, die in jeder Sekunde ihres Lebens damit rechnet, in Gefahr zu kommen. Die Sinne stellen sich dementsprechend permanent auf eine bedrohliche Situation ein und lassen den dadurch Hochsensiblen seine Umwelt viel intensiver als nötig wahrnehmen. Aus unserem Instinkt, der uns eigentlich das Leben retten soll, wird somit eine Belastung im Alltag, die an den Nerven zehrt und die Betroffenen auf Dauer überfordert.

Im Falle eines Traumas ist klar, wann die Person seine Hochsensibilität entwickelt hat. Sie kann sich jedoch im Laufe des Lebens durch weitere Einflüsse, wie z.B. weitere Traumata, verstärken. In den anderen Fällen lässt sich nicht genau sagen, wann ein Mensch seine Hochsensibilität erworben hat. Bildet sie sich nicht durch ein Trauma, ist jedoch klar, dass sie im Säuglings- oder im Kindesalter entsteht.

WO LIEGT DIE GRENZE ZWISCHEN NORMALER SENSIBILITÄT UND HOCHSENSIBILITÄT?

Ähnlich schwer, wie es ist, einen Zeitpunkt des Erwerbs auszumachen, ist es nicht immer leicht, darüber zu urteilen, ob eine Person überhaupt hochsensibel ist. Bin ich hochsensibel, wenn ich bei romantischen und traurigen Filmen regelmäßig in Tränen ausbreche? Bin ich hochsensibel, wenn ich sehr gut in Mathematik und Logik bin? Und bin ich hochsensibel, wenn ich ein sehr empathischer Mensch bin? Wahrnehmung funktioniert von Person zu Person unterschiedlich, so viel ist klar! Jeder fühlt und empfindet dementsprechend auf seine eigene Art und Weise. Die einen intensiver, die anderen weniger intensiv. Daher ist es alles andere als leicht, eine Grenze zwischen durchschnittlicher Reizverarbeitung und Hochsensibilität zu benennen. Letztlich ist es immer eine Einzelfallentscheidung und -beurteilung. So kann eine Person von einem Psychologen als hochsensibel eingestuft werden, während ein anderer sie im höheren Bereich der Normalsensibilität einordnen würde. In der Psychologie funktioniert die Diagnostik von Hochsensibilität noch über Fragebögen und Selbsteinschätzungen. Daher kann man im Moment nur hoffen, dass die Forschung in Zukunft weitere Testmöglichkeiten entwickelt, die den Betroffenen mehr Sicherheit und Gewissheit geben. Angelehnt an besagte Fragebögen stellen wir Ihnen nun nochmal kurz und knapp die wichtigsten Merkmale und Anzeichen von Hochsensibilität vor. Nicht alle dieser Merkmale müssen zutreffen, um von Hochsensibilität zu sprechen. Konsultieren Sie bei weiteren Fragen und Unsicherheiten in jedem Fall einen Arzt oder Psychologen! Und eins noch: Die folgenden Merkmale sind keine Symptome. Symptome weisen auf ein bestimmtes Krankheitsbild hin, wovon man bei einer Hochsensibilität nicht sprechen kann. Genauso wenig bedeutet Hochsensibilität überempfindlich und grundlos auf der Suche nach Aufmerksamkeit zu sein. Vielmehr ist die Hochsensibilität, wie schon erwähnt, ein einzigartiges Temperament oder Persönlichkeitsmerkmal, die zu bestimmten Talenten, aber auch besonderen Bedürfnissen einer Person führt.

Hochsensibilität ist ...

… intensives Fühlen und Denken.

… Detailverliebtheit, Sorgfalt, Perfektionismus und Vertiefungstalent.

… großes Empathievermögen und Mitgefühl.

… das Bedürfnis nach Harmonie.

… das Problem, sich von den Gefühlen anderer abzugrenzen.

… sensorische Reize stärker wahrzunehmen als andere.

… auf Stress stärker zu reagieren als andere.

… Introvertiertheit (etwa 70 Prozent).

… aber auch Extrovertiertheit (etwa 30 Prozent).

… mangelndes Selbstbewusstsein und Selbstwertgefühl.

… Selbstzweifel.

… manchmal auch, körperlichen Beschwerden ausgesetzt zu sein.

… sich über die kleinsten Kleinigkeiten zu freuen.

… ein besonders guter Zuhörer zu sein.

… sich Dinge gut merken zu können.

… besonders kreativ zu sein und ein ästhetisches Feingefühl zu haben.

… hochbegabt zu sein.

… sich in der Natur, in kleinen und vertrauten Gruppen und auch in der Einsamkeit sicher und wohl zu fühlen.

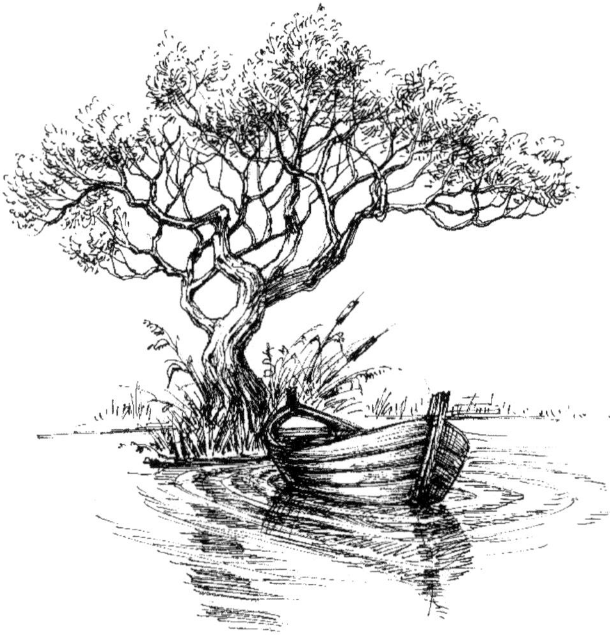

In dir ist eine Stille und Zuflucht,
in welche du zu jeder Stunde eingehen
und bei dir daheim sein kannst.
(Hermann Hesse)

TALENTE UND BEEINTRÄCHTIGUNGEN HOCHSENSIBLER MENSCHEN

MIT WELCHEN HINDERNISSEN WERDEN HOCHSENSIBLE KONFRONTIERT?

Nun ist bereits deutlich geworden, dass Hochsensibilität nicht immer mit Negativem verbunden sein muss. In gewissen Situationen, Berufsfeldern oder Beziehungsgefügen kann es durchaus von Vorteil sein, gefühlsstärker zu sein als andere. Nichtsdestotrotz werden hochsensible Menschen in ihrem Leben oft mit Hindernissen konfrontiert, die aus ihrer Reizverarbeitung entstehen und die sie lernen müssen zu akzeptieren oder zu überwinden. Wer das nicht schafft, wird Tag für Tag höchst emotionalem Stress ausgesetzt, weswegen es für ein glückliches Leben unabdingbar ist, diese möglicherweise aufkommenden Probleme zu identifizieren und Lösungsstrategien zu entwickeln. Auf Letzteres gehen wir in besonderem Bezug auf hochsensible Kinder an späterer Stelle ein. Wichtig zu betonen ist, dass es für so gut wie jedes Problem, das im Zusammenhang mit dieser besonderen menschlichen Eigenschaft steht, eine Lösung gibt. Vor allem dann, wenn Sie diese an Ihrem Kind früh erkennen. Zunächst soll es jedoch um die Hürden gehen, mit denen Hochsensible im Allgemeinen fertigwerden müssen, damit Sie eine Vorstellung davon haben, wie weitläufig Hochsensibilität und ihre Tücken sein können.

HÜRDEN IM ALLTAG

Wenn man zu schnell zu viel versteht.

Das folgende Problem wird Sie vielleicht stutzig machen, da man es ebenso gut als eine herausragende Stärke begreifen kann. Lassen Sie uns daher ein kleines Gedankenexperiment starten: Sie betreiben eine Teamsportart und in Ihrer Sportgruppe gesellt sich eine neue Person hinzu. Sie lernen sich gegenseitig kennen, trainieren zusammen und verbringen gemeinsam Ihre Freizeit. Nun scheint dieses neue Teammitglied bereits bei der ersten Trainingseinheit zwischenmenschliche Strukturen unter den Sportlern zu erkennen, die Ihnen und den anderen Teilnehmern noch nie aufgefallen sind. Es macht Verbesserungsvorschläge, um aus dem Spiel und dem Team das Beste herauszuholen und scheint dabei auch emotionale Spannungsverhältnisse zwischen den einzelnen Mitspielern zu erkennen und zu berücksichtigen. So weiß es genau, wer miteinander kann und wer nicht. Klingt nach dem perfekten Teamkapitän oder gar Trainer? Das mag sein! Doch könnte man dieser neuen, scheinbar besonderen Person auch mit Misstrauen und Argwohn begegnen. Woher weiß sie von diesen zwischenmenschlichen Beziehungen und warum muss sie diese auch noch ausplaudern? Es liegt nahe, dass dieses neue Teammitglied emotional und womöglich auch kognitiv hochsensibel ist, doch platzen Hochsensible damit in der Regel nicht direkt vor Fremden heraus. Je nach Personenumfeld kann der Hochsensible unseres Beispiels also mit Dankbarkeit oder aber auch mit Ablehnung konfrontiert werden.

Wenn zu viele Menschen zu viel sind.

Vor allem sensorisch und emotional hochsensible Menschen meiden oft Menschenmassen. Weshalb das so ist, liegt auf der Hand! Stellen Sie sich vor, Sie haben ein Problem damit, von fremden Menschen oder sogar allgemein von anderen berührt zu werden. Jedes Mal, wenn etwas Ihre Haut streift, nehmen Sie das in zehnfacher Intensität wahr und erschrecken oder ekeln sich davor. Würden Sie mit dieser besonderen Wahrnehmung Konzerte oder Fußballspiele besuchen, in denen die Zuschauer oft dicht an dicht aneinandergedrängt sind? Oder in einen vollbesetzten Zug steigen? Vermutlich nicht! Auch Lautstärke kann schnell zum Problem werden, wenn man Geräusche stärker wahrnimmt als der Rest. Oder stellen Sie sich vor, Sie besuchen eine Bar, in der die verschiedensten Mentalitäten und Gemüter aufeinandertreffen und ein Streit bricht aus. Für den emotional Hochsensiblen, der Konflikte meidet, weil sie für ihn kaum zu ertragen sind, die reinste Qual! Hochsensible fühlen sich daher oft im kleineren Kreis mit vertrauten Mitmenschen, die vielleicht sogar von ihrer besonderen Eigenschaft wissen, wohler.

Wenn man zuerst an sich selbst zweifelt.

Nicht selten haben Hochsensible starke Probleme, ein gesundes und positives Selbstbewusstsein aufzubauen und zu halten. Sie sind nicht dumm, ihnen ist klar, dass sie anders sind als ihre Mitmenschen und nur allzu häufig bringt sie das dazu, sich selbst nicht zu mögen. Sie stellen sich Fragen wie: Wieso kann ich nicht wie jeder normale Mensch in diese volle Bahn steigen? Warum schaffe ich es nicht, mich von den Gefühlen anderer nicht beeinflussen zu lassen? Und wieso ekele ich mich so davor, von anderen berührt zu werden? Oft nehmen Hochsensible sich in der Folge als Sonderlinge wahr und bezweifeln, jemals ein normales und zufriedenes Leben führen zu können. Sie haben Angst, keine tiefergehenden Beziehungen und Partnerschaften eingehen zu werden und immer allein zu bleiben. Gleichzeitig fühlen sie sich oft gerade in der Einsamkeit sehr wohl, was noch viel größere Selbstzweifel in ihnen auslöst. Sie fragen sich, wieso sie solche

Einzelgänger sind und wünschen sich, sich auch in der Gruppe sicher und geborgen zu fühlen. Gleichzeitig fällt es ihnen unheimlich schwer, über ihren Schatten zu springen und sich auf Situationen, vor denen sie sich fürchten, einzulassen. Für hochsensible Männer kommt erschwerend hinzu, dass ihnen durch stereotype Rollenmodelle vermittelt wird, erst recht keine Gefühle zeigen oder gar haben zu dürfen, da sie als das starke und emotional unbefangene Geschlecht gelten. Ein hochsensibler Mann hat es dementsprechend nicht selten noch schwerer als eine hochsensible Frau, die eigene Gefühlswelt zu verstehen und zu akzeptieren. Deswegen ist es unheimlich wichtig, ihnen dabei, so früh wie nur möglich, zu helfen. Vor allem in der Kindererziehung gibt es unzählige Strategien und Tricks, mit denen Sie Ihr Kind dabei unterstützen, seine Ängste zu überwinden und sich selbst zu akzeptieren. Wer schon im Kindesalter lernt, mit seiner Gefühlsstärke umzugehen, kann ein selbstbewusstes, erfülltes Leben führen und nur das Beste aus seiner Besonderheit ziehen.

Wenn sich die Reizüberflutung auf die Gesundheit niederschlägt.

Wer ständig mit zu vielen Reizen konfrontiert wird, diese nicht filtern kann und dann auch noch stärker verarbeitet als gewöhnlich, befindet sich in einer permanenten Stresssituation. Schmerzen werden intensiver wahrgenommen, kleinste Herausforderungen des Alltags bringen einen an den Rand der Verzweiflung, das Immunsystem wird angegriffen und das ist nur ein Teil der Beschwerden, mit denen Hochsensible oftmals leben. Aus diesen können sowohl psychische als auch physische Erkrankungen entstehen, die keinesfalls nur eingebildet, sondern bittere Realität für die Betroffenen sind. So kann durch Hochsensibilität ausgelöster Dauerstress u.a. zu Migräne, Erkrankungen der Atemwege, Muskelverspannungen und -schmerzen, Burnout, Magen- und Darmbeschwerden, Depressionen und Angststörungen führen. Wichtig ist hierbei, die Ursache dieser Leiden zu erkennen und nicht nur die Symptome zu behandeln! Das heißt: Schmerztabletten helfen bei Migräne zwar für den Moment, wirken aber nicht den diese auslösenden Stress durch Reizüberflutung entgegen. Hierbei müssen andere Strategien und Lösungen gefunden werden, damit der Dauerstress, der durch die Hochsensibilität ausgelöst wird, ein Ende findet und der Betroffene sich langfristig und nachhaltig besser fühlt. Hören Sie also lieber einmal öfter hin und haken Sie nach, wenn Ihr Kind ständig über Bauchweh oder Kopfschmerzen klagt. Vielleicht ist die Ursache dafür ganz anderer Natur, als man zunächst vermutet und eine Hochsensibilität steckt tatsächlich dahinter!

HÜRDEN IN BEZIEHUNGEN

Wenn jeder noch so kleine Schritt zehn Mal überlegt sein will.

Hochsensible Menschen neigen dazu, wie bereits festgestellt wurde, Dinge so lange und so intensiv zu durchdenken, wie es eigentlich überhaupt nicht nötig ist. In einer Beziehung kann das bedeuten, dass wichtige Schritte, die etwas Neues in die Partnerschaft einfließen lassen oder diese auf eine höhere Ebene heben, sehr kritisch beleuchtet werden. Es bedeutet aber auch, dass hochsensible Menschen in der Regel größere Schwierigkeiten haben, überhaupt eine Beziehung einzugehen. Das kann mit der Angst vor Veränderung, aber auch mit der Angst vom potenziellen Partner nicht verstanden zu werden, zusammenhängen. Keine Frage – ob man in die erste gemeinsame Wohnung zieht oder zusammen Kinder in die Welt setzt, sind wichtige und wohl zu durchdenkende Diskussionsthemen, da sie einen großen Einfluss auf den Fortgang der Beziehung und die Lebenssituationen der Partner hat. Doch laufen Hochsensible Gefahr, sich selbst im Weg zu stehen, weil sie ihre Ängste, die nur wegen ihrer besonderen Wahrnehmungsart entstehen, nicht überwinden können. Der Wunsch, verstanden und geliebt zu werden, ist allgegenwärtig. Bei jedem von uns! Auch oder gerade bei Hochsensiblen. Nicht selten ist es für sie jedoch noch schwerer als für andere, sich auf Beziehungen in Gänze einzulassen. Hier ist es wichtig, bereits im familiären Umfeld mit Liebe und Verständnis auf die hochsensiblen Personen einzugehen und ihnen auf diesem Wege die Angst vor Bindungen zu nehmen oder zumindest zu verringern. Wer mit Liebe und in Geborgenheit aufwächst, hat es leichter, diese in späteren sich erst aufbauenden Partner- und Freundschaften auszustrahlen und weiterzugeben. Das gilt übrigens nicht nur für gefühlsstarke Personen, sondern für jeden von uns.

Wenn jede Kritik und jeder Streit wehtun.

Dass Hochsensible sehr harmoniebedürftig sind und Streits daher grundsätzlich zu vermeiden versuchen, ist bereits deutlich geworden. Doch lässt sich hierbei eine noch grundlegendere Hürde erkennen, vor denen hochsensible Personen innerhalb von zwischenmenschlichen Beziehungen häufig stehen: Die Angst vor Kritik. Sicher – auch normal sensiblen Menschen fällt es nicht immer leicht, mit negativem Feedback umzugehen. Für hochsensible Personen bedeutet Kritik jedoch so gut wie immer emotionalen Stress und Verunsicherung, da sie sich diese mehr zu Herzen nehmen als andere. Häufig kommt es dann zu Selbstzweifeln und einer tiefen Traurigkeit. Hochsensiblen fällt es schwer, sich von Kritik zu distanzieren und diese nicht persönlich zu nehmen. Sie zerbrechen sich den Kopf darüber und leiden deutlich stärker als ihr Umfeld. Doch in Beziehungen, egal ob in Freundschaften, in der Familie oder mit dem Partner, kommt es zwangsläufig mal mehr und mal weniger zu Auseinandersetzungen. Menschen sind fehlbar, keiner von uns ist perfekt und deswegen ist es auch ganz normal, wenn es Dinge gibt, die uns an unserem Gegenüber stören, auch wenn er uns viel bedeutet. Daher ist es wichtig, solche Dinge, sofern sie für den Erhalt einer glücklichen Bindung relevant sind, miteinander zu besprechen. Hochsensible müssen lernen, mit Kritik umzugehen, worin sie bereits im Kindesalter entsprechend unterstützt werden sollten. Sie müssen verstehen, dass man sie mit bestimmten Äußerungen oder Wünschen nach Veränderung oder Verbesserung nicht kränken oder verletzen möchte. Dafür muss man ihnen das Gefühl geben, insgesamt ein liebenswerter und akzeptierter Teil der Beziehung zu sein, der vom anderen geschätzt wird und dass es ganz normal ist, nicht perfekt zu sein. So lernen sie auch, mit ihren eigenen Unsicherheiten besser umzugehen und mit Feedback offener und entspannter umzugehen. Scheuen Sie sich also nicht, Ihr hochsensibles Kind darauf aufmerksam zu machen, wenn etwas nicht so gut funktioniert hat oder läuft! Tun Sie das im richtigen Ton und in der passenden Situation, können Sie Ihrem Kind damit helfen, sich in der Zukunft nicht mehr vor Kritik zu fürchten und diese stattdessen angemessen zu verarbeiten.

Luise Berthauer

Wenn alles zu viel oder alles langweilig ist.

Hochsensible Personen brauchen Rückzugsorte und Zeit für sich. In einer Beziehung kann das bedeuten, dass sie auch mal alleine spazieren gehen wollen oder vielleicht ein eigenes Zimmer brauchen, in dem sie zwischendurch durchatmen und ihre Gedanken und Gefühle ordnen können. Zu viel Nähe kann für sie eine Belastung sein und nicht nur für sie! Als Partner oder Partnerin einer hochsensiblen Person ist es nicht immer einfach zu erkennen, was der andere gerade braucht. Will er seine Ruhe haben oder sucht er meine Nähe? Und was will ich selbst in diesem Moment? Gegenseitige Rücksichtnahme und das Beachten der Bedürfnisse des anderen sind der Schlüssel einer gut funktionierenden Beziehung. Allerdings sind die Bedürfnisse eines Hochsensiblen oft ein wenig komplizierter und nicht immer nachvollziehbar für den anderen. Hierbei ist es wichtig, offen und ehrlich zu kommunizieren und sich gegenseitig Zeit zu geben, die Besonderheiten des anderen kennenzulernen. Von Tag zu Tag wird es leichter werden, die bewussten oder unbewussten Signale des hochsensiblen Partners zu deuten und auch dieser lernt Schritt für Schritt, seine Hochsensibilität mit der Beziehung unter einen Hut zu bringen. Das kann schneller oder langsamer gehen, als man hofft oder denkt, doch lässt man sich darauf ein und hat Geduld, wird man in der Regel dafür belohnt. Auf der anderen Seite brauchen Hochsensible auf einem bestimmten Level stetig eine geistige Stimulation, da sie sich sonst schnell langweilen und diese Langeweile umso intensiver wahrnehmen. Fehlt ihnen diese Versorgung mit Reizen, langweilen sie sich auch schnell mit dem Partner. Eine Beziehung mit einem gefühlsstarken Menschen ist also ein ständiger Spagat zwischen adäquater Beschäftigung bzw. Abwechslung und der Fähigkeit zu erkennen, wann der Partner eine Auszeit braucht. Bringen Sie Ihrem Kind also bei, seine Wünsche und Bedürfnisse auszudrücken! Das wird ihm jegliche Art der zwischenmenschlichen Partnerschaft erleichtern.

HÜRDEN IM BERUFSLEBEN

Wenn der Job passt, die Gegebenheiten aber nicht.

Stellen Sie sich vor, Sie haben Ihren Traumjob, sogar Ihre Berufung gefunden. Sie wissen, was Sie wollen, studieren für Ihr Ziel oder machen eine entsprechende Ausbildung, bewerben sich nach Ihrem Abschluss und werden tatsächlich eingestellt. Der erste Tag im Büro, in der Schule, in einer Firma oder wo auch immer Sie nun arbeiten, steht an. Sie freuen sich, sind ein wenig nervös und machen sich auf den Weg. Vor Ort läuft auch alles erst nach Plan. Sie werden mit den wichtigsten Aufgaben, Organisatorischem und mit den Räumlichkeiten vertraut gemacht und fangen an zu arbeiten.

Schnell wird Ihnen jedoch klar, dass Ihnen die Situation zu viel wird. Zu viele Leute sitzen im selben Büro wie Sie. Der Raum ist zu klein. Überall prasseln die verschiedensten Eindrücke auf Sie ein, die Sie Dank Ihrer Hochsensibilität ungefiltert und dementsprechend intensiv wahrnehmen. Die Möglichkeit, ein Einzelbüro oder zumindest eines mit weniger Kollegen zu beziehen, gibt es nicht. Der Pausenraum ist entweder nicht existent oder ständig besetzt. Es wird auch nicht gerne gesehen, regelmäßig zwischendurch kleine Pausen einzulegen, um ein wenig runterzufahren und durchzuatmen. Wenn Sie kurz die Augen schließen, setzt es direkt einen kritischen Blick von den Kollegen oder vom Chef. Und die Mittagspause ist ebenfalls viel zu knapp bemessen, um die dringend nötige Auszeit zu genießen und zu entspannen, bevor es weitergeht. Sie haben also Ihren Traumjob gefunden, die Tätigkeit selbst bereitet Ihnen Freude, aber die individuellen Gegebenheiten beim Arbeitgeber lassen nicht zu, die Arbeit gut und gewissenhaft auszuführen, weil sie für Hochsensible schlichtweg nicht geeignet sind. Nicht immer treffen Hochsensible, wenn sie ihre speziellen Bedürfnisse beim Chef ansprechen, auf Verständnis. Es kann daher helfen, relevante Fragen und mögliche Probleme bereits beim Einstellungsgespräch zur Sprache kommen zu lassen, um zu überprüfen, ob man nicht nur selbst zum Betrieb passt, sondern der Betrieb auch zum Bewerber. Hochsensible haben es bei der Jobsuche daher oft schwerer als ihre Mitmenschen.

Wenn man einfach nicht verstanden wird.

In der Regel pflegen wir zu unseren Arbeitskollegen ein professionelles bis freundschaftliches Verhältnis. Sollte die Chemie zwischen unseren Büronachbarn und uns überhaupt nicht passen, beschränken wir unseren Kontakt auf das Wesentliche: die Arbeit. Doch wie geht ein Hochsensibler im Beruf mit Kritik und Ablehnung um? Dass gefühlsstarke Personen besondere Bedürfnisse haben und sich diese auch im Berufsalltag äußern, sollte mittlerweile klar geworden sein. Hat man einen verständnisvollen Chef, dem man sich anvertraut, der die Hochsensibilität ernst nimmt und berücksichtigt, ist das schon mal die halbe Miete. Doch was, wenn er das nicht tut oder der Hochsensible sich ihm beispielsweise aus Scham nicht öffnen kann? Schnell kann es dadurch zu Unverständnis oder Kritik kommen, im schlimmsten Fall sogar zu Abmahnungen oder Kündigungen, wenn der hochsensible Arbeitnehmer eine extra Pause einlegt. Er wird als faul oder überempfindlich wahr- und seine Probleme nicht für voll genommen. Gleiches kann im Kollegenkreis passieren. Wissen die Arbeitskollegen nicht, dass man hochsensibel ist, zeigen sie teilweise wenig Verständnis für die dadurch auftretenden Eigenarten. Es kommt zu einer negativen Arbeitsatmosphäre, Lästereien und Ausgrenzung, was für den Hochsensiblen ein weiterer schwerer Schlag ist. Vor allem dann, wenn er emotional gefühlsstark ist. Ablehnung ist etwas, womit hochsensible Menschen immer wieder in ihrem Leben konfrontiert werden und womit sie dementsprechend zu kämpfen haben. Gerade im Job, der für gewöhnlich einen wesentlichen Teil des Tages einnimmt, ist es daher umso härter für sie, wenn sie nicht akzeptiert werden. Selbst wenn sie über ihren Schatten springen und ihre Hochsensibilität offenlegen, heißt das noch lange nicht, sie würden in der Zukunft besser und mit mehr Verständnis behandelt werden. Es gibt genügend Leute, die Hochsensibilität nicht ernst nehmen. Für Hochsensible bedeutet das: Sogar dann, wenn sie so mutig sind und sich outen, bedeutet das nicht, dass dann alles leichter für sie wird. Manchmal wird es dann sogar noch unerträglicher für sie und sie wägen künftig noch gründlicher ab, wem sie von ihrer Besonderheit erzählen und wem nicht. Das betrifft übrigens nicht nur, aber oft, das Berufsleben.

Wenn man lieber still bleibt, anstatt Fragen zu stellen.

Hochsensible sind oft introvertiert und wägen Risiken genau ab, bevor sie handeln. Das wissen wir bereits. Vor allem im Berufsleben kann das zu erheblichen Problemen führen, nämlich genau dann, wenn Fragen aufkommen, diese aber nicht gestellt werden. In Meetings kann es durchaus vorkommen, dass ein hochsensibler Mitarbeiter die Anweisungen und

Absprachen nicht versteht, sich aber nicht traut, diesen Umstand anzusprechen und zu ändern. Aus Angst vor Ablehnung oder anderen negativen Reaktionen auf die Verständnisprobleme meldet er sich lieber nicht zu Wort, wodurch die Angst, etwas falsch zu machen, noch hinzu kommt. Und häufig tritt dann auch genau das ein: Fehler passieren. Vermeidbare Fehler, denen entgegengewirkt hätte werden können, wenn in der Konferenz alle Unklarheiten beseitigt worden wären. Ermutigen Sie Ihr Kind also früh, Fragen zu stellen, neugierig zu sein und seine Meinung zu sagen! Hochsensiblen Sprösslingen fällt das schwer, aber wenn Sie früh damit anfangen, genau das mit ihnen zu üben, haben sie es im späteren Leben leichter. Versprochen!

WELCHE VORTEILE HABEN HOCHSENSIBLE IM VERGLEICH ZU NORMALSENSIBLEN?

Wie Sie bereits im letzten Teilkapitel gesehen haben, kann man bei den besonderen Eigenschaften der Hochsensiblen nicht von strengen Bewertungen in Schwarz und Weiß sprechen. Einige Verhaltens- und Denkmuster können in bestimmten Kontexten überaus praktisch, in anderen aber fatal sein. Dazu gehört zum Beispiel das gesteigerte Empathievermögen emotional hochsensibler Menschen oder die übermäßige Sinneswahrnehmung sensorisch hochsensibler Personen. Doch Hochsensibilität kann noch viel mehr! Im Idealfall erleben Hochsensible ihren Alltag viel interessanter und facettenreicher als ihre Mitmenschen. Woran das liegen kann, welche Vorteile Hochsensibilität also mit sich bringt, zeigen wir Ihnen nun:

Hochsensible sind oft kreativ.

Sie haben ein Auge für Details, die anderen gar nicht auffallen und einen Sinn dafür, welche Farben, Stile und Schnitte gut zusammenpassen. Ihr Instinkt sagt ihnen, welches Design besonders angenehm zu betrachten ist, wo noch ein bestimmtes Möbelstück zur Vervollkommnung eines Raumes fehlt und welche Schriftart am besten passt. Sie sind kreativ tätig und haben ein Auge für Ästhetik. Daher arbeiten Hochsensible oft in künstlerisch-kreativen Berufen. Sie sind als Grafikdesigner, Maler, Schriftsteller, Modedesigner oder Musiker tätig. Diese Arbeiten erfüllen sie, weil sie ihre durch die Hochsensibilität ausgelösten Stärken zum Einsatz bringen können, wodurch wiederum ihr Selbstbewusstsein gefördert wird. Sie lernen, ihre Besonderheiten zu schätzen und sich als einzigartig wahrzunehmen. Gleichsam können Hochsensible in kreativen Berufen oftmals freier und ungebundener arbeiten, nötige Pausen einlegen und in einem für sie angenehmen Umfeld (z.B. im Homeoffice, in einem Tonstudio oder in einem Atelier) arbeiten. Sicher – es gibt Berufsfelder, für die Hochsensible eher ungeeignet erscheinen. Allerdings gibt es im Gegenzug auch genug Jobs, für die sie wie geschaffen sind und in denen sie vollkommen aufgehen können.

Hochsensible sind gute Seelen.

Häufig erzählen hochsensible Personen, dass sie an andere eine positive Energie weitergeben und Freunde, Familie und Kollegen als Erstes zu ihnen kommen, wenn es ihnen schlecht geht. Sie sind nicht nur empathiefähiger, sie strahlen dies auch aus! Sie geben anderen das Gefühl, ernst genommen und verstanden zu werden, arbeiten gemeinsam an Lösungen für die verschiedensten Probleme und haben immer ein offenes Ohr. Sie sind gute Zuhörer und merken sich Details in Gesprächen, die andere schnell wieder vergessen. Dadurch vermitteln sie ihren Gesprächspartnern Interesse und Anteilnahme. Das macht sie zu besonders sozial kompetenten Mitmenschen, was sich bereits im Kindesalter bemerkbar macht. Sie sind gute Freunde, gute Menschen, einfach gute Seelen. Neben kreativen Jobs fühlen sich Hochsensible daher auch in sozialen Berufsfeldern wohl und können hier ihre Stärken ausspielen.

Kognitive Hochsensibilität kann zum Weltverbesserer machen!

Menschen, die im kognitiven Bereich hochsensibel sind, können komplexe Zusammenhänge beeindruckend schnell verstehen, denken sehr logisch und finden für das noch so komplizierteste Problem eine passende Lösung. Nicht selten sind sie hochbegabt und arbeiten in der Wissenschaft oder Forschung. Sie können Leben retten, wenn sie in die Medizin gehen und z.B. neue Therapieverfahren für schwere Krankheiten entwickeln oder unserer Umwelt helfen, wenn sie in diesem Bereich forschen und wirken. Damit sind die hochsensiblen Superbrains ein echter Gewinn für unsere Gesellschaft und verdienen den größten Respekt! Frühkindliche Förderung ist hierbei ausschlaggebend, damit Ihr kognitiv hochsensibles Kind dazu befähigt wird, sein Talent zu nutzen. Vielleicht heimst Ihr hochsensibler Spross irgendwann einen Nobelpreis ein, wer weiß?

Sie können sich sehr gut in eine Tätigkeit vertiefen.

Hochsensiblen liegt es, sich stundenlang mit einer Sache zu beschäftigen, an dieser zu arbeiten und zu perfektionieren. Andererseits fällt es ihnen dementsprechend schwer, viele Dinge gleichzeitig machen zu müssen, da sie sich den Einzelheiten mit nicht so viel Energie widmen können, wie sie das gerne tun würden. Können sie sich jedoch auf eine Aufgabe festlegen, arbeiten sie konzentriert an ihr und fühlen sich nach Erfüllung dieser energetischer und glücklicher. Diese Begabung der Vertiefung führt übrigens auch dazu, dass Hochsensible bis ins hohe Alter recht mühelos Neues lernen können. Eine neue Sprache oder eine

Zeichentechnik etwa.

Sie sind überaus gewissenhaft und pflichtbewusst.

Hochsensible sind in der Regel überaus moralisch und handeln so, wie sie es mit ihrem Gewissen vereinbaren können. Ungerechtigkeit ist ihnen zuwider, weswegen sie sich selbst korrekt verhalten und Konflikte vermeiden. Sie sind Gewissensmenschen, weswegen sie oft auch als ethisch hochsensibel bezeichnet werden. Eine Eigenschaft, von der ihre Mitmenschen nur profitieren können!

Sie haben ein hohes ökologisches Bewusstsein.

Das heißt, dass sie nicht nur kurzfristige Konsequenzen ihres Handelns bedenken, sondern auch die langfristigen Folgen in ihre Handlungsentscheidungen einfließen lassen. Sie sind dementsprechend weniger impulsiv, überaus reflektiert und haben das Gesamte immer im Blick. Vorausschauend und intuitiv wägen sie Risiken und Nutzen verschiedener Handlungsmöglichkeiten ab und haben dabei immer Kraftreserven im Blick. Daher sind sie gut im Planen, was in allen Lebensbereichen überaus vorteilhaft ist.

Sie fühlen intensiv.

Was bei negativen Gefühlen ein Fluch ist, ist auf der anderen Seite ein Segen, wenn es um positive Emotionen geht. Hochsensible sind in der Lage, tiefschürfend, ehrlich und intensiv zu lieben. Wenn sie sich über etwas freuen, nehmen sie dieses Glücksgefühl noch weitaus stärker wahr als andere. So können schon die kleinsten Freuden eine große Wirkung bei ihnen auslösen. So genießen sie gute Musik, Kunst oder gemeinsame Erlebnisse mit ihren Liebsten in vollen Zügen und schöpfen aus Kleinigkeiten eine unheimlich bemerkenswerte Kraft. Sie wissen Gutes zu schätzen und können die Welt daher viel zufriedener betrachten als ihre Mitmenschen. Das beschert ihnen im Optimalfall ein erfülltes, glückliches Leben.

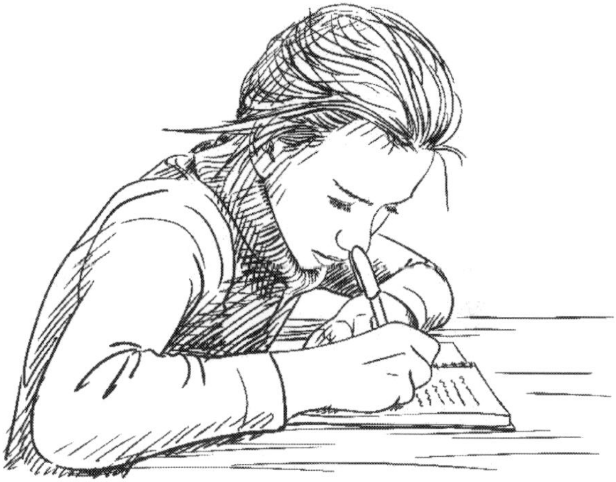

Sobald sich der Verstand in einem Kinde zu entwickeln anfängt, so muß man ihm auch Nahrung geben – sonst wird es von den früh aufkeimenden Leidenschaften umnebelt.
(Marianne Ehrmann)

HOCHSENSIBLE KINDER – ERKENNEN, LIEBEN UND SCHÜTZEN

WORAN SIE ERKENNEN, DASS IHR KIND HOCHSENSIBEL IST

Hochsensibilität ist keine Krankheit. Hochsensibilität ist kein ADHS. Hochsensibilität bedeutet nicht, unglücklich sein zu müssen. Doch damit Hochsensible ein erfülltes und ausgeglichenes Leben führen können, müssen sie lernen, mit ihren besonderen Eigenschaften umzugehen. Entwickelt sich die Hochsensibilität im Kindesalter, bedeutet das zwangsläufig, dass Sie als Elternteil Ihrem Kind genau dabei zur Seite stehen müssen. Für ein Kind kann die eigene Gefühlswelt überfordernd sein. Denken Sie allein an die schwierige Zeit der Pubertät! Vor noch größere Herausforderungen wird Ihr Kind gestellt, wenn es dann auch noch gefühlsstärker ist als seine Freunde und Spielkameraden. Sich selbst zu finden und akzeptieren zu lernen, wenn man ganz offensichtlich anders ist als die anderen, ist eine Hürde, die Sie nur gemeinsam bezwingen können! Doch woran erkennt man, dass der Sprössling hochsensibel ist? Als Elternteil kann man nicht in den Kopf des Kindes hineinschauen, um die Welt mit seinen Augen zu sehen und die Umwelt durch seinen Körper wahrzunehmen. Ab einem bestimmten Alter kann man seinem Kind Fragen stellen und mit ihm über seine Sorgen, Ängste und Gefühle sprechen. Doch wie funktioniert die „Diagnostik" bei Säuglingen? Und wie können Sie erkennen, dass Ihr Kind hochsensibel ist, wenn es einfach nicht mit Ihnen darüber sprechen möchte, obwohl es dazu kognitiv und körperlich in der Lage ist? Zur besseren Erkennung der Anzeichen haben wir die Merkmale nach Altersklassen der Kinder unterteilt, damit Sie anhand derer überprüfen können, ob Ihr Kind überdurchschnittlich sensibel ist oder nicht.

HOCHSENSIBILITÄT BEI SÄUGLINGEN UND KLEINKINDERN IM KINDERGARTEN-ALTER (CA. 0 - 5 JAHRE)

Babys können nicht sprechen. Wenn sie mit etwas unzufrieden sind, machen sie sich auf andere Art und Weise bemerkbar. Dazu gehören Bedürfnisse wie Hunger und Müdigkeit, Schmerz und auch eine Überforderung durch Reizüberflutung. Zwischen diesen verschiedenen Zuständen zu unterscheiden, ist nicht leicht. In der Regel wird Ihr Baby in all diesen

Situationen beginnen zu weinen oder zu schreien. Auch Kleinkinder können nicht immer ausdrücken, was in ihrem Inneren vorgeht und wie sie sich fühlen. Wichtig ist hierbei die genaue und unvoreingenommene Beobachtung des Kindes und, sofern es bestimmte Äußerungen bereits treffen kann, aufmerksam zuzuhören! Eltern, die selbst hochsensibel sind oder hochsensible Verwandte haben, neigen schnell dazu, diese Eigenschaft auch in ihr Kind hineinzuinterpretieren („Sie ist genau wie ich!" oder „Bestimmt ist es hochsensibel. Der Papa ist es ja auch."). Versuchen Sie, sich von solchen vorschnellen Urteilen zu lösen und aufzuhören, Hochsensibilität als ein schweres negatives Schicksal zu begreifen. Ihr Kind spürt nämlich genau, was Sie denken und wird dadurch für sein Leben geprägt. Es bekommt das Gefühl, genau wie seine Eltern ängstlich sein zu müssen und nicht so geliebt zu werden, wie es ist. Schließlich wird es anders behandelt als andere und die Mama wird sich ja nicht grundlos ständig sorgen! Hochsensible Eltern, oder Eltern, die vermuten, dass ihr Kind hochsensibel ist, übertragen nicht selten ihre Ängste auf ihr Kind und trauen ihnen viel weniger zu, als sie eigentlich könnten. Und das ist bereits der erste große Fehler. Glauben Sie an Ihr Kind! Ob es hochsensibel ist oder nicht – es kann alles erreichen, was es will. Es ist nicht immer einfach, gefühlsstark zu sein, das stimmt. Doch wer lernt, mit seinen besonderen Bedürfnissen umzugehen und das Bestmögliche aus seiner Gefühlsstärke herauszuholen, kann ein mindestens genauso glückliches Leben führen wie alle anderen auch. Sie als Elternteil sind dafür verantwortlich, Ihrem Kind dieses Denken zu vermitteln, indem Sie es bedingungslos lieben, unterstützen und ermutigen, mutig zu sein. Sehen Sie also genau hin, beobachten Sie Ihr Baby oder Ihr Kleinkind und ziehen Sie daraus die entsprechenden Schlüsse, wie Sie mit der Persönlichkeit Ihres Kindes umgehen sollten (Dazu später mehr!). Anzeichen dafür, dass Ihr Säugling oder jüngeres Kind hochsensibel sein könnte, sind Folgende:

1. Ihr Kind neigt zu stärkeren Sinneswahrnehmungen als andere. So beschwert es sich etwa häufiger über zu laute Musik, dass etwas ganz eklig stinkt oder das Essen viel zu salzig oder süß schmeckt. (Als Vergleichswert können Sie Ihre eigene Wahrnehmung oder die anderer Kinder hinzuziehen).
2. Ihr Kind hat einen sehr leichten Schlaf. Wenn Sie es z.B. aus dem Auto holen und direkt ins Bett bringen wollen, wacht es auf, anstatt weiter zu schlummern.
3. Ihr Kind war oder ist ein Schreibaby. (Grund hierfür *kann* eine ständige Reizüberflutung sein.)
4. Ihr Kind ist sehr empfindlich, was seine Kleidung angeht. Es beschwert sich z.B. häufig

über kratzende oder juckende Stoffe, zu grelle Farben oder Schuhe, die nicht perfekt passen.

5. Ihr Kind leidet häufig an psychosomatischen Beschwerden. Dazu können Bauchschmerzen und Durchfall bei Aufregung oder durch Stress zählen, ständige Kopfschmerzen, Entzündungen oder Infekte.
6. Veränderungen sind für Ihr Kind nur schwer zu ertragen. Es reagiert sofort darauf (körperlich oder psychisch).
7. Ihr Kind lässt sich nach einer besonders aufregenden und reizgeladenen Situation kaum beruhigen. Das „Runterkommen“ fällt ihm nach Erlebnissen wie einem Kindergeburtstag, einem tollen Tag in der Kita oder einem Besuch bei den Großeltern sehr schwer.
8. Nach besonders reizgeladenen Situationen wirkt es mitunter unkonzentriert, überfordert und nicht ganz anwesend.
9. Wenn es zur Ruhe gekommen ist, kehren Konzentration und Aufnahmefähigkeit zurück. (Das spricht übrigens gegen die Diagnose ADHS.)
10. Ihr Kind ist schon im frühen Kindesalter außergewöhnlich sprach- und redegewandt.
11. Ihr Kind zeigt häufig aus dem Nichts Symptome einer Unterzuckerung. Dazu gehören plötzliche Schwäche, Unwohlsein, Konzentrationsschwierigkeiten und

Heißhungerattacken.

12. Ihr Kind macht sich schon früh recht erwachsene Gedanken über sein Leben und wirkt dabei schon fast philosophisch. Es stellt z.B. viele Fragen über den Sinn des Lebens, das Sterben oder die Existenz von Gott.
13. Ihr Kind hat schon in jungen Jahren einen ausgeprägten Gerechtigkeitssinn und ein großes Pflichtbewusstsein.
14. Ihr Kind hat ein großes Harmoniebedürfnis und kann mit Streit und Kritik nur schlecht umgehen. Mit Schimpfen kommt es überhaupt nicht zurecht.
15. Ihrem Kind sind Situationen schnell unangenehm und es kann in einer schambehafteten Situation auch mal wütend werden.
16. Ihr Kind ist sehr ehrgeizig, lehnt bestimmte Aktivitäten aber gerne auch mal komplett ab.
17. Ihr Kind ist sehr einfühlsam und leidet mit anderen Lebewesen. Wenn z.B. eine Katze überfahren wird, beschäftigt dieser Tod Ihr Kind noch sehr lange und es lässt sich kaum beruhigen.
18. Ihr Kind sucht nicht nur den Kontakt zu Gleichaltrigen, sondern auch älteren Kindern.
19. Ihrem Kind sind eine entspannte, ruhige Atmosphäre und Ruhephasen sehr wichtig.
20. Ihr Kind ist sehr kreativ.
21. Ihr Kind ist in der Lage, ohne Worte, also

nonverbal, mit Ihnen oder anderen zu kommunizieren.
22. Ihr Kind ist sehr schlau, neugierig und versteht Zusammenhänge überraschend schnell.
23. Wenn Ihr Kind an etwas Freude hat (z.B. am Spielen), geht es vollkommen darin auf und vergisst alles um sich herum. Wenn das Spielen dann beendet werden muss, ist es am Boden zerstört.
24. Ihr Kind hat früh ein Gespür für Musik und Rhythmus.
25. Ihr Kind fühlt sich anders als andere Kinder.
26. Ihr Kind gilt als Einzelgänger im Kindergarten oder in der Krippe.

HOCHSENSIBILITÄT BEI KINDERN UND JUGENDLICHEN IM SCHULALTER (5 - 19)

Wie wir bereits gelernt haben, gibt es drei mögliche Zeitpunkte, zu denen Kinder eine Hochsensibilität entwickeln: vorgeburtlich, im Alter der frühen Kindheit oder zu einem willkürlichen späteren Zeitpunkt (ausgelöst durch ein Trauma). Bei jüngeren Kindern spielt, wie Sie wissen, die Beziehung zwischen und zu den Eltern eine große Rolle. Sie als Elternteil können also einen großen Teil dazu beitragen, Ihr Kind vor der Entwicklung einer Hochsensibilität zu bewahren, indem Sie ihm innerhalb einer stabilen Bindung Sicherheit und Geborgenheit schenken. Hat Ihr Kind dauerhaft die Sorge, ein Streit könnte ausbrechen, sensibilisieren Sie es dafür. Geben Sie also Ihr Bestes, dies zu verhindern! Nicht immer sind jedoch instabile familiäre Verhältnisse der Auslöser für die Entwicklung einer Hochsensibilität. Vor allem im Zeitalter neuer Medien und ständiger Reizüberflutung neigen immer mehr Kinder bereits im Kindergartenalter dazu, überdurchschnittlich sensibel zu werden. Natürlich sind nicht nur Fernseher, Smartphone und Spielekonsole verantwortlich für die Besonderheiten gefühlsstarker Kinder, aber hin und wieder auf den Spielplatz zu gehen, ein Buch zu lesen oder ein Bild zu malen, anstatt stundenlang vor der Flimmerkiste zu sitzen, schadet sicherlich keinem Kind!

Ältere Kinder und Jugendliche, die z.B. schon zur Schule gehen, haben im Gegensatz zu Babys und Kleinkindern den Vorteil, sich besser artikulieren zu können. Sie sind eher in der Lage, ihre Gefühls- und Wahrnehmungswelt auszudrücken, wobei die Betonung auf dem *eher* liegt. Schließlich sind es immer noch Kinder! Sie können mit dem, was sie empfinden, überfordert sein. Das sind wir Erwachsenen schließlich auch nicht selten. Und wenn dann noch die Pubertät ins Spiel kommt, mischt sich oft die Scham, über seine Gefühle zu sprechen, ins Spiel. Vor allem Jugendliche versuchen oft, ihre Probleme mit sich selbst auszumachen und stoßen Hilfe von sich. Hochsensible Teenager spüren, dass sie sich von ihren Altersgenossen unterscheiden, ohne genau zu wissen, wieso das so ist.

Selbstzweifel, Verzweiflung und ein angekratztes Selbstbewusstsein sind oft die Folge. Doch wie sollen Sie als Elternteil erkennen, was in Ihrem jugendlichen Kind vorgeht, wenn es sich Ihnen nicht anvertraut? Woran erkennen Sie, dass etwas nicht stimmt? Was sind die typischen Warnsignale? Wir haben im Folgenden einige Anzeichen und Merkmale aufgeführt, die Ihnen dabei helfen können zu erkennen, ob Ihr Schul- bzw. jugendliches Kind hochsensibel ist.

1. Zu viel Nähe erträgt Ihr Kind nicht, vor allem von Fremden. Menschenmassen und ständige Gesellschaft machen es nervös, weswegen es sich in solchen Situationen eher schüchtern und zurückhaltend verhält.
2. Ihr Kind zieht sich gerne mal zurück und verbringt in Ruhe Zeit mit sich selbst, bspw. beim Lesen oder Malen, während Gleichaltrige sich zum Spielen und Abhängen verabreden.
3. In ungewohnten und neuen Umgebungen und Situationen orientiert es sich an dem, was es kennt: z.B. an Ihnen oder Geschwistern.
4. Ihr Kind durchschaut Sie sehr schnell. Es merkt sofort, wenn etwas nicht stimmt und Sie bspw. traurig oder wütend sind. Sie können ihm nur selten etwas vormachen. In solchen Situationen begegnet Ihr Kind Ihnen mit sehr viel Empathie und bietet seine Hilfe an.

5. Manchmal hören Sie von anderen, Ihr Kind wirke traurig, depressiv oder seltsam.
6. Wie auch bei kleineren hochsensiblen Kindern ist für größere hochsensible Kinder Gerechtigkeit ein hohes Gut. Es ist ihnen wichtig, dass immer alles fair abläuft. Sollte das mal nicht der Fall sein, kann Ihr Kind richtig wütend und aufbrausend werden.
7. Ihr Kind ist oft gestresst. Aufgaben, zu viele Geräusche oder optische Eindrücke (bspw. beim Fernsehen) werden ihm schnell zu viel.
8. Ihr Kind ist ein stiller Beobachter. Es liebt es, anderen zuzusehen, Abläufe zu beobachten und Zusammenhänge zu verstehen. Darin kann es sich regelrecht vertiefen.
9. Ihr Kind ist übermäßig intelligent, gilt sogar als hochbegabt.
10. Ihr Kind fällt in der Schule auf, weil es sich zurückzieht oder zu emotionalen Ausbrüchen neigt. Hochsensible und gleichzeitig hochbegabte Kinder sind oft vom Lernstoff unterfordert, aber mit den äußeren Einflüssen überfordert. Das führt zu auffälligem Verhalten, mit dem Lehrkräfte oft nur schwer umgehen können.
11. Ihr Kind ist ein kleiner Perfektionist mit einem hohen Pflichtbewusstsein. Wenn es etwas anfängt, will es diese Sache unbedingt und gründlich erledigen.

12. Ihr Kind fühlt sich von zu vielen äußeren Reizen, Fragen oder Bemerkungen schnell überfordert. Diese Überforderung kommt durch einen Wutanfall oder ähnliche Reaktionen zutage, mit denen es sich entladen kann.
13. Ihr Kind wird allgemein schnell wütend oder traurig, auch wenn objektiv betrachtet nichts Schlimmes oder Ärgerliches passiert ist.
14. Veränderungen machen Ihr Kind nervös. Ein Schulwechsel kann da schon mal eine riesengroße Stresssituation bedeuten, mit der es nicht klarkommt.
15. Ihr Kind braucht häufig Ruhepausen, in denen es entspannen und neue Energie tanken kann. Sich lange und durchgehend zu konzentrieren, fällt ihm schwer und kostet viel Kraft. In der Schule, in der genau das gefordert wird, fällt es daher oft durch Unkonzentriertheit oder Lernschwierigkeiten auf.
16. Ihr Kind liebt Tiere und hat ein Händchen für sie. Andersrum spüren Tiere diese Verbundenheit und mögen wiederum Ihr Kind.
17. Ihr Kind hat bereits in jungen Jahren ein außergewöhnliches Gespür für Musik und Kunst. Entweder es ist selbst künstlerisch tätig oder geht voll und ganz darin auf, die Kunst anderer zu genießen.
18. Ihr Kind ist sehr kreativ und fantasievoll, was sich beim Spielen, beim Schreiben von

Geschichten oder Ähnlichem äußert.

19. Ihr Kind hat viele Interessen und kann sich schnell für Neues begeistern.
20. Ihr Kind ist neugierig und möchte immer den Sinn einer bestimmten Sache oder eines Verhaltens verstehen. Ihm fallen Dinge auf, die Sie als Erwachsenen oft verblüffen und die Ihnen gar nicht aufgefallen sind.
21. Ihr Kind hat ein erstaunlich gutes Langzeitgedächtnis und kann sich die noch so kleinsten Details gut und nachhaltig merken.
22. Ihr Kind reagiert oft mürrisch, ungehalten und aufbrausend. Zugegeben: Das kommt in der Pubertät nicht selten vor. Bei hochsensiblen Kindern kann das aber auch ein Anzeichen von Überreizung sein.
23. Wenn Ihr Kind in etwas vertieft ist, vergisst es die Welt um sich herum. Voll und ganz widmet es sich lieber einer Sache, anstatt mehrere Dinge parallel zu tun. In der Schule wird es von den Lehrern daher oft als Träumer wahrgenommen, da es sich gedanklich intensiv mit Dingen beschäftigt, die für seine Mitschüler und die Lehrkraft irrelevant erscheinen.

Sollten auf Ihr Kind mehrere dieser Merkmale und Eigenschaften zutreffen, ist es wahrscheinlich, dass es zumindest stärker sensibel ist als andere Kinder. Sollte ein Großteil der Anzeichen zu Ihrem Kind passen, ist es vermutlich sogar hochsensibel. Falls Sie sich unsicher sind, können Sie jederzeit das Gespräch mit einem Arzt oder Psychologen suchen. Oftmals sind bereits Kinderärzte auf diese Besonderheit ihrer jungen Patienten geschult und können Ihnen weiterhelfen. Und auch wenn Sie sich nicht zu einhundert Prozent sicher sind, ob Ihr Kind zu den 25 - 30 Prozent der Bevölkerung gehört, die gefühlsstark ist: Behandeln Sie es so, als wären Sie sich sicher. Mit Liebe, Respekt und Verständnis. Weitere hilfreiche Tipps bei der Erziehung hochsensibler Kinder folgen noch, keine Sorge!

WAS HOCHSENSIBLE KINDER ALLES KÖNNEN

Hochsensibel zu sein, ist nichts Schlechtes! Vielmehr ist es eine Chance, etwas ganz Besonderes aus seinem Leben zu machen. Hochsensible Menschen können Vorteile aus ihrer Einzigartigkeit ziehen und sind normal sensiblen Menschen in vielerlei Hinsicht einen Schritt voraus. Welche besonderen Talente Hochsensible haben und wie sich das beispielsweise im beruflichen Alltag äußern kann, haben wir bereits besprochen. Doch wie äußern sich die Begabungen hochsensibler Kinder? Im Folgenden möchten wir genau darauf nochmal gesondert eingehen. Warum? Weil hochsensible Kinder es verdient haben, ein Hochlied auf sie zu singen, da sie viel zu oft kritisiert und missverstanden werden.

1. Beim Spielen mit anderen ist Ihr Kind das erste, das erkennt, wenn es einem anderen nicht gut geht. Durch sein großes Empathievermögen und seinen ausgeprägten Gerechtigkeitssinn ist es ihm wichtig, dass alle glücklich sind und Spaß haben, weswegen es dem traurigen Kind zur Seite stehen wird.
2. Ihr Kind hat so feine Antennen, dass es auch für Sie immer ein offenes Ohr hat. Es erkennt, wenn Sie sich nicht wohlfühlen und ist besonders rücksichtsvoll.
3. Ihr Kind ist ein Streitschlichter! Oft entschärft es heikle Situationen schon bevor sie überhaupt aufkommen und sorgt somit für Harmonie und eine gute Atmosphäre.
4. Ihr Kind ist unglaublich kreativ! Egal ob beim Malen, Geschichten erzählen oder schreiben, beim Basteln oder Tüfteln – Ihr Kind könnte der nächste Künstler, Schriftsteller oder Erfinder werden.
5. Außerdem ist Ihr Kind sehr fantasievoll. Vor allem beim Spielen mit Altersgenossen fällt das positiv auf. Ihr Kind hat immer eine interessante und neue Idee, denkt sich auch mal Spiele selbst aus oder erfindet bunte,

abenteuerliche Geschichten, die es zum Besten gibt.

6. Ihr Kind gibt Ihnen viel, sehr viel sogar! Und dazu zählen nicht nur hin und wieder negative Emotionen, sondern vor allem Liebe. Hochsensible Kinder sind in der Lage, diese Liebe den Menschen, die ihnen am wichtigsten sind, aufrichtig und mit voller Kraft zu zeigen.
7. Mit der richtigen Förderung kann Ihr Kind mit seinen schulischen Leistungen durch die Decke gehen! Hochsensible Kinder haben ein gutes Gedächtnis, sind aufmerksam, können sich gut vertiefen, sind Perfektionisten und nicht selten hochbegabt. Wichtig ist nur, seine besonderen Bedürfnisse zu verstehen und zu respektieren. Wie Sie, Erzieher und Kindergärtner genau das sicherstellen können, zeigen wir Ihnen im nächsten Kapitel.
8. Ihr Kind freut sich auch über die kleinen Dinge, was in der heutigen Zeit längst nicht mehr selbstverständlich ist. Für noch etwas mehr Zeit zum Spielen, ein leckeres Mittagessen oder Zeit mit Ihnen oder seinen Geschwistern ist es überaus dankbar und wird Ihnen das auch zeigen.
9. Ihr Kind hat ein sehr großes Pflichtbewusstsein und ist ein Gewissensmensch. Dementsprechend ist es ihm zuwider, Sie anzulügen oder etwas zu tun, das es eigentlich nicht darf.

Heimliches Übergehen von Verboten oder ständiges Anschwindeln sind bei hochsensiblen Kindern sehr unüblich.

10. Kinder lernen schnell! So gewöhnen hochsensible Kinder sich schon nach erstaunlich kurzer Zeit an ihre Besonderheit und lernen, damit umzugehen. Frühzeitig hören sie dabei auf ihre Intuition und nehmen sich die Pausen, die sie brauchen. Allgemein haben hochsensible Kinder ein sehr gutes Bauchgefühl.
11. Hochsensible Kinder verfügen außerdem über eine außergewöhnliche Menschenkenntnis. So merken sie schnell, wer es gut mit ihnen meint und von welchen Personen sie lieber Abstand halten sollten. Normalerweise ist das etwas, worauf Eltern ihre Kinder erst hinweisen müssen. Vor allem emotional hochsensible Kinder spüren aber ganz genau, welche Schwingungen von anderen Menschen ausgehen und welche Absichten sie mit ihnen haben.
12. Gibt es ein Problem, ist Ihr Kind in der Regel das erste, das eine Lösung findet. Vor allem in der Schule oder bei Denkspielen sticht es durch seinen messerscharfen Verstand aus der Masse heraus. Es versteht komplexe Zusammenhänge schneller als andere und findet ungewöhnliche Wege, eine Aufgabe zu lösen.
13. Trotz ihrer guten Intuition, auf die

hochsensible Kinder sich gerne verlassen, haben sie das große Ganze immer im Hinterkopf. Wenn sie etwas tun, denken sie nicht nur darüber nach, was in den nächsten fünf Minuten passiert, sondern langfristig. Sie wissen ganz genau, dass die Mama schimpfen wird, wenn sie eine Tafel Schokolade aus dem Schrank mopsen und aufessen, auch wenn sie furchtbare Lust auf Schokolade haben. Gepaart mit ihrem Pflichtbewusstsein und dem Fokus auf ihr Gewissen lassen sie lieber die Finger vom Süßkram und fragen vorher, ob sie sich ein Stück nehmen dürfen.

14. Ihr Kind denkt nach, bevor es etwas tut oder sagt. Risiken nimmt es nur ungern in Kauf. Das kann dazu führen, dass es Dinge zu sehr zerdenkt und übermäßig ängstlich ist. Es kann aber auch bedeuten, dass Ihr Kind über seine Stärken und Schwächen gut reflektieren und sich selbst einschätzen kann. Unfälle aus Übermut oder Leichtsinn passieren hochsensiblen Kindern so gut wie nie, da sie weder übermütig noch leichtsinnig sind.
15. Ihr Kind ist tierlieb und fühlt sich in der Natur sehr wohl. Oft gibt ihm Zeit im Freien viel mehr als stundenlange Einheiten vor dem Fernseher oder der Spielekonsole. Dadurch reduziert es selbstständig seinen Stresspegel und tut etwas Gutes für seine Gesundheit.

Schließlich haben frische Luft und ein bisschen weniger Zeit vor dem Bildschirm noch keinem geschadet, ganz im Gegenteil!

WAS PASSIERT, WENN SIE DIE HOCHSENSIBILITÄT IHRES KINDES IGNORIEREN?

Ein Problem entsteht für hochsensible Kinder immer dann, wenn ihr Umfeld nicht in der Lage ist, mit ihrer Sensibilität umzugehen. Ein unsensibles Umfeld bedeutet für die sensible Persönlichkeit emotionalen, psychischen und physischen Stress! Dabei ist es ganz gleich, ob diese Unsensibilität auf Unverständnis beruht oder auf Unfähigkeit, eine passende Strategie zu finden, mit der Hochsensibilität umzugehen. Eltern, Verwandte und Freunde, die zur ersten Kategorie gehören, sollten die letzten Seiten vielleicht noch einmal etwas gründlicher lesen und sich darüber bewusst werden, wie wichtig es für Hochsensible ist, ernst genommen und akzeptiert zu werden. Für Hochsensible ist es ganz besonders schlimm, wenn ihre Hochsensibilität erkannt, aber nicht für voll genommen oder negativ bewertet wird. Dazu zählt bereits das Deklarieren als Mimose oder Sprüche wie: „Nun stell dich nicht so an!“ Oftmals entstehen solche Fehlurteile und gemeinen Verhaltensweisen, wenn das Umfeld des Hochsensiblen zum ersten Mal damit in Berührung kommt. Deswegen fällt es hochsensiblen Eltern in der Regel leichter, die Sorgen und Ängste ihres Kindes zu verstehen, wenn dieses ebenfalls hochsensibel ist. Bevor man also urteilt, sollte man sich zunächst über das Phänomen der Hochsensibilität informieren und darüber bewusst werden, dass das Umfeld eines Hochsensiblen einen entscheidenden Einfluss auf sein Wohlbefinden hat. Und schließlich will doch jeder, dass sein Partner, Freund oder Kind sich wohlfühlt und glücklich ist.

Für die zweite Kategorie (die verzweifelten Strategielosen) haben wir im folgenden Kapitel noch viele hilfreiche Tipps, Tricks und Vorschläge, keine Bange!

Hochsensibilität ist keine psychische oder physisch ausgelöste Krankheit! Es bedarf dementsprechend auch keiner Therapie. Vielmehr müssen Hochsensible lernen, mit ihrem Anderssein umzugehen. Wer aufgrund seiner Besonderheit ausgegrenzt wird (das gilt übrigens für jede Art der Andersartigkeit), leidet darunter! Wenn ein hochsensibles Kind also nicht verstanden und unterstützt wird, kann das bis hin zu schweren psychischen Krankheiten wie Depressionen und Burnout oder körperlichen Beschwerden führen. Nicht selten stürzen sich ausgegrenzte Hochsensible in Drogen- oder Alkoholsüchte, von denen sie nur schwer loskommen. Ein düsteres Bild, das stimmt, doch ist es wichtig, vor Augen zu führen, was passieren kann, wenn nichts passiert! Wenn ein hochsensibles Kind im Stich gelassen wird und auf sich allein gestellt bleibt. Doch um genau dem vorzubeugen, sind wir schließlich hier, oder? Wir lieben und akzeptieren unsere Kinder bedingungslos und wollen, dass es ihnen an nichts fehlt. Deswegen sind wir bereit, alles dafür zu tun, damit es glücklich wird und ein erfülltes Leben führen kann, auch wenn es anders ist als andere. Wir als Eltern sind die wichtigsten Bezugspersonen und Unterstützer für unsere hochsensiblen Kinder. Werden wir unserer Rolle also gerecht, indem wir ihnen zeigen: Das Leben ist schön. Trotz oder gerade dann, wenn man gefühlsstark ist!

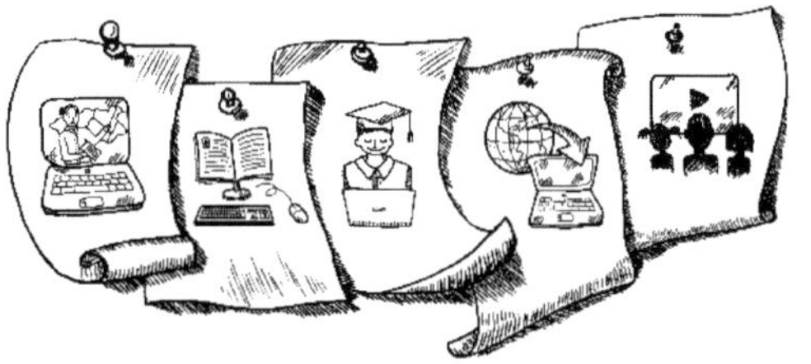

Die Eltern von heute müssen wieder lernen, Nein sagen zu können; denn in nichts offenbart sich die wahre, die sehende Liebe tiefer als in dem Nein, das die Zukunft im Auge hat und sie sichern will. Versagen ist ebenso wichtig als gewähren. (Hermann Oeser)

WIE SIE UND IHR KIND RICHTIG MIT SEINER HOCHSENSIBILITÄT UMGEHEN

WIE ERKLÄRE ICH MEINEM KIND, DASS ES GEFÜHLSSTARK IST?

Nachdem Sie sich nun einen Überblick über die Merkmale und Eigenschaften hochsensibler Kinder verschafft haben, wissen Sie, ob Ihr Kind zu den Gefühlsstarken gehört oder nicht. Doch wie genau erklären Sie das Ihrem Kind? Sobald Ihr Kind alt genug ist, um über seine Gefühls- und Gedankenwelt zu reflektieren, wird es merken, dass es anders ist als seine Spielkameraden und Altersgenossen. Vielleicht wird es sich ausgegrenzt fühlen, vielleicht ist es aber auch so oder so verunsichert und möchte verstehen, warum es so ist, wie es ist. Sicher – ein Säugling wird nicht fragen, warum sich seine Wahrnehmung von der anderer Babys unterscheidet, aber Kinder ab einem Alter von drei oder vier Jahren bekommen mehr mit, als man vielleicht meinen mag. Bei einigen Kindern beginnt die bewusste Wahrnehmung des Ichs und der Umwelt sogar schon früher. Deswegen ist es wichtig, Ihrem Kind verständlich zu machen, weshalb es in mancherlei Hinsicht anders tickt als seine Freunde und wie es damit am besten umgeht. Ähnlich wie bei einem Aufklärungsgespräch müssen Sie als Elternteil nun die passenden Worte finden, Ihrem Kind eventuelle Ängste abnehmen und Sorgen ernst nehmen. Damit auch alles glatt läuft und Ihr Kind je nach Altersstufe das weiß, was es über seine Hochsensibilität wissen muss, haben wir hier drei nützliche Tipps für Sie:

Erklären Sie nur so viel, wie Ihr Kind auch verstehen kann!

Das heißt: Haben Sie ein Kind von etwa fünf Jahren vor sich sitzen, müssen Sie natürlich ganz anders an die Sache herangehen, als wenn Sie sich mit Ihrem sechzehnjährigen Teenager unterhalten. Kleineren Kindern können Sie Hochsensibilität etwa so erklären: „Erinnerst du dich an die laute Musik von Papa gestern Nachmittag? Du hast gesagt, das tat in den Ohren weh und hast sie dir zugehalten, weißt du noch? Papa oder ich fanden die Musik aber gar nicht so laut. Aber wir haben sie leiser gemacht, damit du dich wohlfühlst. Du fühlst eben alles ein bisschen doller als zum Beispiel deine Schwester.“ Gehen Sie hierbei ruhig auf die

Eigenschaften Ihrer Kinder ein, die Ihnen auffallen. So hat Ihr Kind einen direkten Bezug dazu und versteht nach und nach, was es heißt, gefühlsstark zu sein. Bei einem jugendlichen Kind können Sie natürlich weitaus konkreter werden und je nachdem, wie weit Ihr Teenager schon ist, auf Augenhöhe erklären, was Hochsensibilität bedeutet.

Bleiben Sie positiv!

Sobald Ihr Kind ungefähr verstanden hat, was es heißt, stärker sensibel zu sein, sollten Sie sich auf die guten Seiten dieses Persönlichkeitsmerkmals konzentrieren. Berufen Sie sich auf Dinge, die Ihr Kind durch seine Gefühlsstärke ganz besonders gut kann und gehen Sie auch darauf ein, dass Sie immer auf es Rücksicht nehmen werden, wenn etwas nicht so gut klappt (Denken Sie an das Beispiel mit der zu lauten Musik und dass Sie diese einfach leiser drehen können). Bieten Sie Lösungen an! Versichern Sie Ihrem Kind, dass es sich für seine Andersartigkeit nicht schämen muss und gehen Sie ruhig darauf ein, dass ein verhältnismäßig großer Teil der Bevölkerung so ist wie es. Zeigen Sie ihm, dass Sie es lieben und stolz auf es sind, egal was passiert. Hochsensible Kinder brauchen diesen familiären Rückhalt, denn daraus schöpfen sie Kraft und stabilisieren ihr Selbstbewusstsein. Sie als Eltern legen den Grundstein für das zukünftige Glück Ihrer Kinder. Also sorgen Sie dafür, dass es so glücklich ist, wie es nur sein kann!

Nehmen Sie seine Sorgen ernst.

Natürlich ist es wichtig, die zahlreichen positiven Seiten der Hochsensibilität im Blick zu haben, doch sicher hat Ihr Kind auch bestimmte Sorgen, Ängste und womöglich schon Negativerfahrungen aufgrund seiner Einzigartigkeit gemacht. Vor allem jugendliche Hochsensible wollen vor allem eins: ernst genommen werden. Hören Sie ihnen zu und gehen Sie auf diese schlechten Seiten der Hochsensibilität ein. Relativieren Sie nichts! Fühlen Sie stattdessen mit Ihrem hochsensiblen Kind mit, ärgern Sie sich gemeinsam oder seien Sie auch mal zusammen traurig. Auch solche Erfahrungen sind wichtig, da sie eine ganz eigene und wichtige Art der Verarbeitung darstellen. Verdrängen ist keine Option, arbeiten Sie Schlechtes lieber gemeinsam auf und versuchen Sie, am Ende etwas Positives daraus zu ziehen. Das kann zum Beispiel sein, dass Sie und Ihr Kind etwas für die Zukunft gelernt haben. Manchmal ist es wichtig, schlechte Gefühle zu erleben und gemeinsam durchzumachen, um im Folgenden in eine bessere Zukunft zu schauen und sich neuen Dingen zu widmen. Zeigen Sie Ihrem Kind, dass Sie es verstehen, denn so wird es ihm künftig leichter fallen, sich Ihnen anzuvertrauen. Denn in erster Linie wollen hochsensible Kinder genau das: Sie wollen verstanden werden.

HOCHSENSIBLE KINDER FÖRDERN UND STÄRKEN

PRÄVENTIVE MAẞNAHMEN

Wie wir bereits gelernt haben, sind manche Kinder bereits durch ihre Genetik dazu veranlagt, überdurchschnittlich sensibel zu sein. In solchen Fällen oder im Falle eines Traumas lässt sich kaum präventiv gegen die Entwicklung einer Hochsensibilität vorgehen. Entwickelt sich die Hochsensibilität aber erst im Säuglings- oder Kleinkindalter, gibt es durchaus einige Tipps und Tricks, wie dem entgegengewirkt werden kann. Und auch wenn Sie nicht den Verdacht haben, Ihr Kind könnte hochsensibel werden, schadet es keinem Spross, vor Überreizung geschützt zu werden. Im Kleinkindalter ist, wie Sie wissen, ein stabiles Elternhaus das A und O! Wie Sie Ihr Baby vor Überreizung und davor schützen können, übermäßig sensibel zu werden, zeigen wir Ihnen jetzt:

Nicht alles auf einmal!

Sie müssen Ihr Kind nicht mit zehn Spielsachen gleichzeitig, passender (oder auch unpassender) Hintergrundmusik oder einem nebenbei laufenden Fernseher bespaßen! Vor allem in den ersten Tagen, Wochen und Monaten des Lebens will Ihr Baby erst mal eins: Ankommen. Das heißt, dass zu viel Action, zu viele

Besuche, Ausflüge, Spaziergänge und Co. gar nicht notwendig sind. Sicher – Stimulation ist in einem gewissen Maß überaus wichtig für die gesunde Entwicklung Ihres Kindes, aber übertreiben Sie es dabei nicht. Beobachten Sie Ihren kleinen Liebling sorgsam und achten Sie auf seine Signale, damit aus maßvollen Anreizen keine überfordernde Überreizung wird. Sie kennen Ihr Kind am besten, also schauen und hören Sie genau hin!

Feste Strukturen sind wichtig.

Wer mit einer Struktur, bspw. einem gewissen Tagesablauf, aufwächst, hat immer einen Halt im Leben. Etwas, woran er sich orientieren kann. Das beginnt schon im Säuglings- und Kleinkindalter! Kinder, die sich auf bestimmte Essens- oder Schlafenszeiten verlassen können, lernen eine Art des Grundvertrauens (in diesem Falle z.B. in Sie) kennen, was den Stresspegel senkt und vor Überforderung mit Neuem schützt. Sorgen Sie auch dafür, dass Ihr Kind mit nicht zu vielen Bezugspersonen konfrontiert wird. Nur so lernt Ihr Kind, stabile Bindungen aufzubauen. Spürbaren Halt können Sie z.B. geben, indem Sie Ihrem Kind ein kleines Nest als Bett bauen, in dem es von allen Seiten einen sanften, aber sicheren Druck fühlen kann. Regelmäßige Rituale und Abläufe sind, v.a. für hochsensible Kinder, ein Ruhepol. Was sie kennen, entspannt sie. Lesen Sie Ihrem Kind zum Beispiel immer eine Geschichte vor dem Schlafengehen vor, dimmen Sie das

Licht oder finden Sie andere Wege, Ihr Kind auf das Zubettgehen vorzubereiten. Ein warmes Bad oder Zeit zum Kuscheln können ebenfalls in ihre Routine integriert werden.

Kleidung, Körperpflege und Nahrung im Auge behalten.

Ist Ihr Kind bereits etwas empfindlicher (hat es z.B. oft Hautausschläge oder Durchfall) und in der Folge unzufriedener, lohnt es sich, die Stoffe der Kleidung und die Inhaltsstoffe der Pflegeprodukte und Nahrungsmittel zu überprüfen und ggf. auszutauschen. Halten Sie hierbei auch Rücksprache mit Ihrem Kinderarzt!

Ruhe, Geborgenheit und Nähe sind unabdingbar!

Nehmen Sie sich bewusst Zeit, mit Ihrem Baby oder Kleinkind zu kuscheln. Achten Sie aber auch auf seine Reaktion und respektieren Sie, wenn es mal keine Lust auf Nähe hat.

Übertreiben Sie es nicht und denken Sie auch mal an sich.

Auch Sie sind ein Mensch und auch Sie haben

Bedürfnisse. Ihr Kind schläft endlich, also können Sie schnell den Haushalt schmeißen oder das Geschwisterchen bespaßen? Wie wäre es stattdessen mit einer Ruhepause für Sie? Machen Sie ein paar Minuten die Augen zu, hören Sie ein wenig Musik oder lesen Sie ein gutes Buch. Wenn Sie gestresst sind, überträgt sich Ihr Stress auf Ihr Kind. Sorgen Sie also dafür, dass es gar nicht erst soweit kommt und achten Sie auf sich!

MAßNAHMEN BEI HOCHSENSIBLEN KINDERN

MITEINANDER STATT GEGENEINANDER

Und damit sind nicht nur Ihr Kind und Sie gemeint, sondern auch all diejenigen Personen, die im Leben Ihres Kindes eine wichtige Rolle spielen (etwa Geschwister, Großeltern oder Tante und Onkel) oder die für Ihr Kind eine erzieherische Rolle einnehmen. Sie wissen ja bereits, dass ein unsensibles Umfeld Gift für hochsensible Persönlichkeiten ist. Informieren Sie also relevante Bezugspersonen für Ihr Kind aus dem Verwandten- und Freundeskreis oder lassen Sie Ihr Kind selbst entscheiden, wen es über seine Hochsensibilität in Kenntnis setzen will, sobald es alt genug ist. Vor allem jugendliche Hochsensible fühlen sich sonst schnell bloßgestellt und sind sicherer, wenn sie diese

Entscheidungen selbst treffen können. Und das ist ja auch ihr gutes Recht! Immerhin geht es um ihre eigene Person und niemand anderen. Bei kleineren Kindern ist es aber völlig in Ordnung, der Oma Bescheid zu sagen, dass das Enkelchen bestimmte Dinge nicht so gut verträgt oder auf einige Einflüsse heftiger reagiert als gewöhnlich. Gerade dann, wenn das hochsensible Kind und die jeweilige Person auch mal ein paar Stunden allein miteinander verbringen (z.B. bei einem Oma-Opa-Nachmittag), sollten Sie sie nicht im Dunkeln lassen und über die wichtigsten Dinge, die es zu beachten gilt, aufklären. Sollten Sie hierbei auf Unverständnis stoßen, stehen Sie selbstbewusst für Ihr Kind ein! Relativieren Sie nichts und lassen Sie sich nicht die Butter vom Brot nehmen. Es geht hierbei um Ihr Kind und sein Wohlbefinden. Sollten das und die speziellen Bedürfnisse Ihres Kindes nicht akzeptiert werden, muss darüber nachgedacht werden, ob Ihr Kind weiterhin alleine mit der jeweiligen Person zu tun haben sollte. Das ist hart, ich weiß, aber Ihr Kind wird es Ihnen danken, versprochen! Ähnliches gilt übrigens auch für Schule und Kindergarten. Auch hier sollte zumindest der Erzieher bzw. der Klassenlehrer über die Hochsensibilität Ihres Kindes Bescheid wissen. So können sie in entsprechenden Situationen adäquat mit Ihrem Kind umgehen. Denken Sie z.B. an das hochsensible Kind zurück, das einem scheinbar unwichtigen Gedankengang nachhängt und vom Lehrer als Träumer deklariert wird. Um schlechte Noten für die

Mitarbeit oder zu harsche Kritik zu vermeiden, ist es sinnvoll, den Lehrer kurz darüber zu informieren, warum Ihr Kind sich in bestimmten Situationen so verhält, wie es sich verhält. Nur wer versteht, kann richtig agieren. So ist es bei Ihnen als Elternteil ja auch!

DAS SELBSTBEWUSSTSEIN STÄRKEN

Egal ob Ihr Kind zu den ca. 70 Prozent der Hochsensiblen zählt, die als introvertiert gelten, oder zu den restlichen 30 Prozent, die von ihrer Umwelt als eher extrovertiert wahrgenommen werden – ein Großteil der Hochsensiblen hat mit einem schwachen Selbstbewusstsein zu kämpfen. Auch diejenigen, die nach außen durchaus selbstsicher erscheinen, verstecken damit nicht selten innere Unsicherheiten und Zweifel an der eigenen Person. In der Erziehung hochsensibler Kinder steht daher ganz oben auf der Liste, gemeinsam am Selbstwertgefühl Ihres Kindes zu arbeiten. Dazu zählt nicht nur, Ihrem Kind immer und immer wieder zu zeigen, dass es bedingungslos von Ihnen geliebt und geschätzt wird, wobei auch das natürlich überaus wichtig ist. Tatsächlich gibt es mittlerweile viele tolle Techniken und Übungen, durch die Ihr Kind den Glauben und das Vertrauen in das eigene Können (zurück)gewinnt. Einige davon stellen wir Ihnen nun kurz und knapp vor:

ÜBUNG 1 – „WAS ICH AN DIR MAG"

Ihr braucht: Zettel, Stifte und Klebestreifen

Diese Übung ist eine Gruppenübung, weswegen sie sich besonders gut in Schulklassen, aber auch im familiären Rahmen macht. Jeder Schüler oder jedes Familienmitglied bekommt einen Zettel, der mit einem Klebestreifen oder Ähnlichem am Rücken befestigt wird. Nun tritt jeder mit den anderen Teilnehmern der Übung in Kontakt, indem er ihnen etwas auf den Zettel schreibt. Die Sätze sollten anfangen mit: „Du kannst besonders gut …", „Ich mag an dir sehr, dass du …", „Ich finde es toll, dass du …" Durch den Zuspruch, den Ihr Kind über verschiedene Personen bekommt, fühlt es sich geborgen und als wertgeschätzter Teil einer Gemeinschaft. Außerdem lernt es so seine Stärken kennen und hört von anderen, welche positiven Eigenschaften ihnen an ihm auffallen. Oft sind ihnen diese selbst gar nicht bewusst. Durch diese Übung lernen sie sich selbst besser kennen und ihr Selbstwertgefühl wird gestärkt.

ÜBUNG 2 - „WAS HEUTE SUPER WAR"

Ihr braucht: Eine ruhige und entspannte Atmosphäre

Diese Übung können Sie und Ihr Kind entweder gemeinsam beim Abendessen durchführen (etwa zusammen mit den Geschwisterkindern) oder vor dem

Schlafengehen, wenn Ihr Kind bereits im Bett liegt. Fragen Sie Ihr Kind, wie sein Tag gelaufen ist. Wenn es sagt, er sei nicht so gut gewesen, zeigen Sie Verständnis und trösten es. Anschließend fragen Sie es, ob ihm trotzdem etwas einfällt, was heute richtig super war. Legen Sie ruhig eine Zahl fest und fangen Sie am besten an, das lockert die Situation etwas auf und nimmt den Druck für Ihr Kind heraus. Sie können die Übung erweitern, indem Sie Folgefragen stellen, wie: „Wieso lief diese Sache so gut?“ oder „Wie habe ich dazu beigetragen, dass es gut lief?“ So merkt Ihr Kind, dass es einen positiven Einfluss auf seine Umwelt und sein eigenes Leben haben kann und wird darin bestärkt, an sich selbst zu glauben. Sie können sich auch gegenseitig fragen, wie Sie dafür sorgen können, dass diese gute Sache öfter passiert.

ÜBUNG 3 – „KOPF HOCH!“

Diese Übung ist denkbar einfach, dauert nicht mal zwei Sekunden und kann überall und jederzeit durchgeführt werden. Hierbei geht es nämlich nur um die Körperhaltung Ihres Kindes. Oft spiegelt sich Unsicherheit und ein geringes Selbstbewusstsein bereits in unserer Körpersprache aus. Ein unsicherer Gang, ein eingezogener Kopf und ein gesenkter Blick zählen zum Beispiel zu den Signalen, dass jemand eher unsicher ist. Ihr Kind soll sich deshalb im Rahmen dieser Allzeit-Übung vorstellen, es sei ein Kunstturner, der gerade eine Übung erfolgreich beendet hat. Voller Stolz recken Sportler nach einer Kür nämlich oft das Kinn in die Höhe und setzen ein strahlendes Lächeln auf. Auch Ihr Kind soll das Kinn ein wenig anheben und sich vorstellen, es habe ein drittes Auge direkt auf der Brust. Dieses Auge möchte nach oben schauen. Ihr Kind muss dafür die Schultern zurücknehmen und die Brust ein wenig herausstrecken. Diese Übung kann erweitert werden, indem Sie Ihrem Kind ein Buch auf den Kopf legen. Es soll damit versuchen, eine bestimmte Strecke zu laufen, ohne das Buch herunterfallen zu lassen. Sofort wird die Haltung gerader und selbstsicherer, was sich auch auf die innere Stimmung auswirkt, versprochen!

ÜBUNG 4 - „SCHAU MIR IN DIE AUGEN, KLEINES!“

Ihr braucht: Nur euch und eure Augen

Personen, denen es an Selbstbewusstsein mangelt, haben oft Schwierigkeiten, Blickkontakt mit anderen zu halten. Genau das kann im familiären Rahmen geübt werden, indem Sie Ihr Kind dazu auffordern, Ihnen in die Augen zu schauen und nicht wegzusehen, wenn es Ihnen z.B. beim Abendessen oder nach der Schule etwas erzählt. Ermutigen Sie es, diese „Übung“ auch mit Freunden oder in der Schule auszuprobieren und sich hinterher aufzuschreiben, wie die Personen darauf reagiert haben. Was war anders als sonst? Ihrem

Kind werden die positiven Reaktionen bewusst und es wird mit der Zeit immer mutiger und aufgeschlossener werden.

ÜBUNG 5 - „NEIN SAGEN"

Ihr braucht: Nur Ihr Kind und Sie selbst

Unsicheren Kindern fällt es oft schwer, Nein zu sagen und für etwas einzustehen. Dadurch werden sie oft übersehen und ungerecht behandelt. Damit das nicht mehr passiert, können Sie solche Situationen gemeinsam in einer Art Rollenspiel durchspielen und üben. Tun Sie zum Beispiel so, als wären Sie ein Mitschüler und würden Ihrem Kind etwas wegnehmen wollen (einen Stift oder Ähnliches). Ihr Kind sollte dann zum Beispiel sagen: „Nein, hör auf damit! Frag mich, bevor du dir etwas von mir nimmst. Ich brauche das gerade." Sollte es in der Realität zu solchen oder vergleichbaren Situationen kommen, kann Ihr Kind sich an das Rollenspiel erinnern und weiß, was es tun muss. Das klappt vielleicht nicht gleich beim ersten Mal, aber mit der Zeit und Übung wird es Ihrem Kind immer leichter fallen, selbstbewusster aufzutreten und für sich selbst einzustehen.

VERNETZEN SIE SICH

Eltern hochsensibler Kinder haben oft das Gefühl, mit ihren Sorgen und Problemen allein dazustehen. Doch wie Sie mittlerweile wissen, sind erstaunlich viele Menschen hochsensibel, weswegen auch viele Eltern einen ähnlichen Weg gehen wie Sie. Der Austausch untereinander kann hierbei ein wertvolles Gut werden. Neben Beratungsstellen für Kinder und Jugendliche hilft es oft ungemein, mit anderen, die Ähnliches erleben, zu sprechen. So gibt es in den sozialen Netzwerken Gruppen, die sich über ihre Erfahrungen, Tipps und Tricks austauschen. Aber auch Ihr ganz persönliches Netzwerk, Ihr soziales Umfeld also, spielt eine große Rolle. Sorgen Sie dafür, sich mit Personen zu umgeben, die Verständnis für die Lage Ihres Kindes und Sie aufbringen und sensibel mit ihm umgehen. Dazu können andere junge Eltern zählen, aber auch Freunde und Familie, die einen auffangen und unterstützen, wenn es notwendig ist. So schaffen Sie eine sichere und ruhige Umgebung für Ihr Kind und sich selbst.

TRÖSTEN STATT BERUHIGEN UND AKTIVES ZUHÖREN

Anstatt Ihr Kind, egal welchen Alters, wenn es traurig oder wütend ist, unbedingt beruhigen zu wollen, ist es oft ratsam, es stattdessen lieber zu trösten. Wo liegt der Unterschied? Sie nehmen seine Sorgen und Probleme ernst, gestehen ein, dass es in einer blöden Situation steckt und verständlicherweise Kummer hat und signalisieren ihm, dass Sie für es da sind. Begeben Sie sich auf eine Ebene mit Ihrem Kind und zeigen Sie ihm, dass Sie mitfühlen. Traurig sein und Gefühle zu- und rauszulassen, ist hin und wieder ungemein wichtig. Nur so lernt Ihr Kind, mit seinen Emotionen umzugehen und diese auch zu verarbeiten, statt zu verdrängen. Wer nur beruhigt, umgeht häufig den Kern der Sache und schiebt das Problem von sich. Trösten und gemeinsam nach einer Lösung suchen, wie man die Situation wieder verbessern kann, ist in der Regel die bessere und effizientere Alternative. So signalisieren Sie Ihrem Kind, dass seine Probleme auch für Sie von Belang sind und Sie alles daran setzen, diese gemeinsam aus der Welt zu schaffen. Ihr Kind fühlt sich ernst genommen und weiß, dass es zu Ihnen kommen kann, wenn es ihm schlecht geht. Kinder, deren Sorgen nicht besprochen, sondern viel mehr übergangen und vergessen werden, trauen sich künftig viel seltener, sich ihren Eltern zu öffnen. Und wie Sie wissen, fällt das hochsensiblen Kindern ohnehin oft sehr schwer. Sorgen Sie also dafür, dass Ihr Kind weiß, es findet bei Ihnen immer Trost und ein offenes Ohr. Hochsensible Kinder wollen verstanden werden, auch wenn sie sich selbst manchmal gar nicht verstehen. Hierbei hilft dann nicht etwa zu fragen „Was ist denn los?“, sondern eine Technik, die sich *Aktives Zuhören* nennt und folgendermaßen funktioniert:

Bevor wir selbst aktiv werden, wenn unser Kind bspw. einen emotionalen und verzweifelten Ausbruch hat, hören wir erst mal hin und lassen uns auf seine Gefühle ein. Anstatt direkt zu trösten, beruhigen zu wollen, zu meckern oder das Problem sofort lösen zu wollen, nehmen wir das Kind ernst und versuchen zu verstehen, was es uns eigentlich sagen möchte. Vor allem bei kleineren Kindern ist das gar nicht so einfach. Hierbei müssen wir auch seine Körpersprache und seine Emotionen beobachten. Dann sprechen wir aus, was wir sehen bzw. glauben zu sehen, z.B.: „Du bist ziemlich sauer, stimmt‘s?“, „Du siehst so aus, als wärst du sehr traurig“ oder „Das macht dich böse, oder?“ Jüngere Kinder erleichtern diese ausgesprochenen Beobachtungen oft direkt, da sie sich wertfrei verstanden fühlen. Sollten wir mit unserer Beobachtung falsch liegen, wird es uns das mitteilen. Dann beobachten wir weiter und versuchen, vorsichtig herauszufinden, wie unser Kind sich tatsächlich fühlt. Ist das Problem gefunden, suchen wir gemeinsam nach einer Lösung. Dabei darf auch von elterlicher Seite mit Hilfe von Ich-Botschaften vorwurfsfrei darauf eingegangen werden, wie die Gefühlslage ist („*Ich* habe mich geärgert, weil wir zu spät zum Kindergarten gekommen sind“ und nicht „Weil *du* gebummelt hast, sind wir zu spät zur Kita gekommen“). So versteht Ihr Kind auch, wie Sie sich fühlen und warum Sie auf diese oder jene Art reagiert haben. Das *Aktive Zuhören* kann dabei helfen, emotional geladene Situationen aufzuklären und gemeinsam nach Lösungsstrategien zu suchen. Ist das Kind dann noch immer traurig, können Sie es trösten, indem Sie es in den Arm nehmen oder dergleichen.

GRENZEN SETZEN

All das bedeutet jedoch nicht, dass einem überreizten, zornigen oder schreienden Kind keine Grenzen gezeigt werden dürfen. Tatsächlich ist genau das nämlich auch bei hochsensiblen Kindern sehr wichtig. Hierbei müssen Sie als Elternteil lernen abzuschätzen, wann welche Reaktion passend ist. Lässt Ihr Kind noch mit sich reden, ist aktives Zuhören angesagt. Ist Ihr Kind aber kaum noch ansprechbar und die Situation droht zu eskalieren, müssen Sie klare Grenzen aufzeigen. Hierbei gilt der Grundsatz: So viele wie nötig und so wenige wie möglich. Außerdem brauchen Kinder je nach Altersstufe unterschiedliche Grenzen. Ein Kleinkind etwa ist auf die klare Führung durch Bezugspersonen angewiesen, auch oder vor allem dann, wenn es hochsensibel ist. Überlässt man es seinen Launen und gibt ihm zu viel Entscheidungsfreiheit, ist es oft überfordert und weiß nicht, wie es mit der Situation umgehen soll. Sie als Eltern müssen akzeptieren, dass auch Disharmonie manchmal notwendig ist. Ihr Kind wird auch mal böse auf Sie sein, was Sie nicht sofort zum Einknicken bringen sollte. Sind die von Ihnen gesetzten Grenzen wichtig, um die Stimmung innerhalb der Familie insgesamt positiv und entspannt zu halten, sollten Sie sie unbedingt setzen! Dazu können Regeln zur Schlafenszeit, Ruhepausen oder zum Verhalten zählen. Versuchen Sie, selten bis nie Ausnahmen zu machen! Nur so lernt Ihr Kind, das sein Fehlverhalten Konsequenzen hat und Regeln befolgt werden sollen. Ansonsten wird es ständig testen, wie weit es gehen kann. Haben Sie erst mal eine Routine gefunden und Ihr Kind lernt Schritt für Schritt, von Ihnen gesetzte Grenzen zu akzeptieren, wird es sich dadurch sicher und gut fühlen, versprochen! Nehmen Sie Abstand von Anschuldigungen, Willkür, harten Bestrafungen und Drohungen! Schimpfen sollte vermieden werden. Vor allem bei hochsensiblen Kindern werden dadurch oft Traumata oder Angststörungen ausgelöst, die sie für ihr Leben prägen. Versuchen Sie es stattdessen lieber mit positiven Formulierungen und erklären Sie Ihrem Kind ruhig und besonnen, was es falsch gemacht hat oder warum Sie sich über etwas ärgern. Ein Beispiel: Lieber „Wenn du jetzt mit nach Hause kommst, schaffen wir es noch, vor dem Schlafengehen eine Geschichte vorzulesen“ als „Wenn du jetzt nicht mitkommst, gibt es keine Geschichte mehr vor dem Einschlafen!“ Vor allem hochsensible Kinder reagieren auf diese Art der Kommunikation weitaus besser als auf Strafandrohung oder Strafen selbst. Übertreiben Sie es außerdem nicht mit den Regeln und Grenzen. Kinder brauchen einen gewissen Freiraum, um sich selbst und seine Umwelt kennenzulernen und ein wenig zu experimentieren. Grenzen sollten daher immer sinnvoll und gut überlegt gesetzt werden. Sie können sie auch immer wieder selbst hinterfragen und ggf. revidieren. Schließlich entwickeln Ihr Kind und Sie sich – Ihre Grenzen können das daher auch.

DIE ELTERN ALS VORBILDER

Kommen wir zu einem weiteren wichtigen Punkt in der Erziehung (hochsensibler) Kinder, der für Sie als Elternteile besonders relevant ist, da es diesmal direkt um Sie geht! Kinder lernen und übernehmen, was sie beobachten. Vor allem im Zeitraum der frühen Kindheit ahmen sie uns nach, um in der Welt zurecht zu kommen und werden somit Schritt für Schritt souveräner und eigenständiger. Mama und Papa haben dementsprechend einen ungemein großen Einfluss auf das künftige Leben ihrer Sprösslinge.

Stellen Sie sich folgende Situation vor: Ein kleiner Junge schaut mit seinen Eltern gemeinsam einen Film. An einer besonders traurigen Stelle fängt die Mutter an zu weinen, wohingegen der Vater sich zurückhält und scheinbar emotionslos bleibt. Auf die Frage des Kindes, warum die Mama weint, der Papa aber nicht, antwortet der Vater: „Männer weinen nicht."

Ganz gleich, ob das Kind hochsensibel ist oder

nicht – in diesem Augenblick wird ihm vermittelt, Männer dürften keine Gefühle zeigen oder überhaupt haben. Wenn etwas traurig ist oder ihnen etwas wehtut, müssen sie das mit sich selbst ausmachen. Wird hier nicht (bspw. von Seiten der Mutter) interveniert, kann das eine überaus prägende Erfahrung für den kleinen Jungen sein, der sich künftig immer wieder selbst hinterfragen wird, wenn er den Tränen nahe ist. Vor allem bei hochsensiblen Kindern kann solch ein Spruch pures Gift sein, schließlich haben sie so oder so oft mit einer Welle der Emotionen zu kämpfen, die sie nur schwer einordnen oder verarbeiten können. Lernen sie, diese im stillen Kämmerlein auszutragen, anstatt über ihre Gefühle zu sprechen und diese auch mal rauszulassen, wird sie das früher oder später in Situationen bringen, mit denen sie haltlos überfordert sind.

Damit soll gesagt sein: Werden Sie sich über Ihre Vorbildfunktion als Mutter oder Vater eines (gefühlsstarken) Kindes bewusst! Vielleicht müssen Sie selbst lernen, über Ihren Schatten zu springen und Gefühle zulassen und zeigen, obwohl Sie bisher Meister darin waren, genau das zu verhindern. Doch sobald Sie Kinder bekommen, haben Sie eine gewisse Verantwortung, die sich auch in Lebensbereichen wie diesen äußert. Gleichzeitig müssen Sie lernen, Ihre Gefühle ab einem bestimmten Punkt zu zügeln. Nicht selten haben Eltern hochsensibler Kinder das Gefühl, überhaupt nicht zu ihrem Spross durchzudringen und nur noch auf den Tisch hauen oder schreien zu können, damit das Kind wieder so funktioniert, wie man es gerne hätte. Eltern sind Menschen, Eltern haben Gefühle und Eltern sind hin und wieder überfordert. Das ist völlig normal und in Ordnung! Es heißt aber auch, dass Sie als Elternteil mit brenzligen Situationen lernen müssen umzugehen. Ergibt sich Ihr Kind völlig aus dem Nichts einem Wutanfall und beginnt zu schreien und zu brüllen, dürfen Sie nicht zurückschreien! Damit heizen Sie die Lage nur noch mehr auf. Ist Ihr Kind tieftraurig und braucht eine Schulter zum Ausweinen, müssen Sie für es da sein, auch wenn Sie seine Trauer vielleicht nicht nachvollziehen können. Eltern hochsensibler Kinder müssen den ständigen Spagat zwischen Gefühlen zeigen und ab einem bestimmten Punkt kontrollieren, meistern. Deswegen haben wir nun ein paar hilfreiche Tipps, die Sie anwenden können, wenn Ihnen selbst mal alles zu viel wird, weil Ihr Kind kaum zu bändigen ist und Sie nicht weiter wissen:

1. Augen schließen und tief durchatmen! Es klingt einfach, aber es hilft. Oft ist es auch hilfreich, sich vorzustellen, die negativen Gefühle auszuatmen.
2. Bis zehn zählen, bevor man reagiert! Das ist ein Tipp, den Sie Ihrem Kind übrigens auch mit auf den Weg geben können.
3. Machen Sie sich bewusst, dass ein Wutanfall Ihrerseits die Situation nicht besser, sondern nur noch schlimmer macht. Schreien hilft nicht, brüllen hilft nicht und körperliche

Gewalt hilft schon gar nicht!

4. Suchen Sie sich ein Ventil, sobald die Situation entschärft ist. Manchmal muss man laut schreien oder sich körperlich auspowern, wenn man zornig ist. Auch Eltern müssen ihren Gefühlen hin und wieder Luft machen. Aber eben nicht dann, wenn ihr Kind davon etwas mitbekommt. Suchen Sie sich eine Sportart aus, die Sie regelmäßig als Ausgleich betreiben oder lassen Sie anderweitig Dampf ab!
5. Sorgen Sie dafür, dass es Ihnen gut geht! Wer ständig übermüdet ist, schlecht isst und 24/7 damit beschäftigt ist, Elternteil zu sein, zu arbeiten und den Haushalt zu schmeißen, wird früher oder später an seine Grenzen gelangen. Das kann sich dann auch in Streit- oder Wutsituationen der Kinder äußern, obwohl Ihr eigentliches Problem ganz woanders liegt. Auch Ihr Wohlbefinden ist wichtig. Achten Sie auf sich!

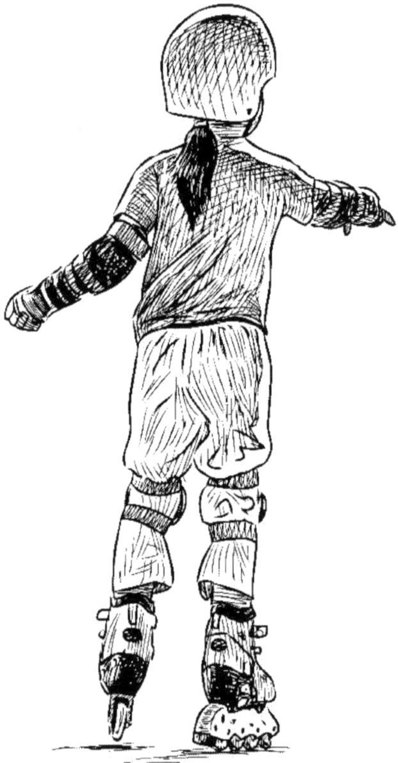

Erziehung besteht aus zwei Dingen:
Beispiel und Liebe.
(Friedrich Fröbel)

13 EFFEKTIVE TIPPS UND TECHNIKEN, PROBLEME UND LÖSUNGEN BEI HOCHSENSIBLEN KINDERN

Nun sind wir fast am Ende dieser Reise durch die Gefühlswelt, die Probleme, die Talente hochsensibler Menschen und den sich daraus ergebenden Grundpfeilern für die Erziehung gefühlsstarker Kinder angelangt. Können Sie sich noch an all das erinnern? Wissen Sie noch, wie Sie Ihrem hochsensiblen Kind am besten helfen können, wenn es in der Schule nicht zurechtkommt oder zu Hause einen Wutanfall hat, obwohl es gar nicht weiß, was gerade los ist? Kein Problem! Denn wir haben jetzt noch einmal die wichtigsten und effektivsten Tipps und Tricks zusammengefasst und noch einige weitere Hinweise hinzugefügt, damit Sie künftig genau Bescheid wissen, wenn es um die speziellen Bedürfnisse in der Erziehung Ihres hochsensiblen Kindes geht. Nur so können Sie ihm dabei helfen, ein glücklicher, selbstbewusster Mensch zu werden!

1. **Zuhören, verstehen und ernst nehmen!** Bevor Sie vorschnell urteilen, hören Sie Ihrem Kind lieber erst mal zu. Versuchen Sie, seine Sorgen und Ängste zu verstehen und sich in es hineinzufühlen. Geben Sie Ihr Bestes, seine Verhaltensweisen in Hinblick auf seine Hochsensibilität einzuordnen und dafür Verständnis zu haben. Geben Sie ihm das Gefühl, gehört und ernst genommen zu werden.
2. **Setzen Sie so viele Grenzen wie nötig und so wenige wie möglich.** Auch hochsensible Kinder testen ihre Eltern hin und wieder aus. Stellen Sie klare Regeln auf, die für das harmonische Zusammenleben innerhalb der Familie wichtig sind. Nur so lernt Ihr Kind, mit Normen umzugehen. Außerdem wird es sich dadurch mit der Zeit sicher und geborgen fühlen.
3. **Routine, Routine, Routine.** Hochsensible Kinder suchen nach Halt, den Sie ihm u.a. durch Routinen geben können. Das beginnt im Säuglingsalter mit regelmäßigen Schlafens- und Essenszeiten und zieht sich bis ins Erwachsenenalter. Was Hochsensible kennen, gibt ihnen Sicherheit.
4. **Vermeiden Sie, was sich vermeiden lässt.** Setzen Sie Ihrem Kind eine Sonnenbrille auf, wenn der helle Schnee blendet! Drehen Sie die

Musik leiser, wenn sie Ihrem Kind in den Ohren dröhnt! Wechseln Sie die Kleidung oder die Nahrungsmittel, wenn Ihr Kind darauf empfindlich reagiert. Wo auch immer Sie Ihrem Kind helfen können, vor allem mit seiner sensorischen Hochsensibilität besser zurecht zu kommen, sollten Sie das tun!

5. **Selbstbewusstsein stärken.** Denn genau daran hapert es bei sehr vielen Hochsensiblen. Machen Sie Ihrem Kind seine Stärken bewusst, greifen Sie auf die Beispielübungen, die wir Ihnen gezeigt haben, zurück und sorgen Sie dafür, dass es weiß, dass es bedingungslos geliebt wird. Immer!
6. **Holen Sie sich Hilfe.** Umgeben Sie sich mit Menschen, die Verständnis für die Lage Ihres Kindes haben. Holen Sie sich Hilfe bei Familienmitgliedern, die Ihre Erziehungsmethoden unterstützen. Das hilft nicht nur Ihrem Kind, sondern auch Ihnen! Informieren Sie außerdem Erzieher und die wichtigsten Lehrer Ihres Kindes, damit auch in Schule und Kindergarten Rücksicht auf die Hochsensibilität Ihres Nachwuchses genommen wird.
7. **Seien Sie ein Vorbild!** Gefühle zeigen ist nichts Schlimmes. Wer selbst nicht dazu in der Lage ist, über seine Probleme und sein Inneres zu sprechen, kann dies auch nicht an seine

Kinder weitergeben. Sollte Ihnen das schwerfallen, müssen Sie daran arbeiten. Mit der Übung wird es einfacher, glauben Sie mir! Und wenn Sie einmal vollkommen verzweifelt und überfordert mit Ihren Gefühlen sind: Behalten Sie die Kontrolle! Schimpfen, Schreien oder Drohungen helfen niemandem und erst recht keinem hochsensiblen Kind.

8. **Bringen Sie Ihrem Kind bei, auf sich selbst zu hören.** Das bedeutet nicht nur, dass es lernen soll, seine Kraftreserven richtig einzuschätzen, sondern auch, dass es für seine Interessen einsteht. Emotional hochsensible Kinder stecken viel zu häufig zurück, um für andere da zu sein. Vermitteln Sie Ihrem Kind, dass es auch wichtig ist und seine Bedürfnisse genauso zählen wie die der anderen.
9. **Achten Sie auf sich.** Schlafen Sie genug, essen Sie ordentlich und nehmen Sie sich auch mal Zeit für sich? Nur wer selbst ausgeglichen und zufrieden ist, kann sein Kind ohne Druck und bedürfnisorientiert erziehen. Auch Sie sind nur ein Mensch, der Pausen braucht. Wenn die Tante anbietet, den Kleinen für einen Nachmittag zu nehmen, dann nehmen Sie das Angebot an und entspannen ein wenig. Der Haushalt kann warten, Ihre Gesundheit und Ihr Wohlbefinden nicht.
10. **Schaffen Sie Rückzugsorte.** Hochsensible

brauchen Zeit und Raum, um Ruhepausen einlegen zu können. Wenn ihnen alles zu viel wird, müssen sie die Möglichkeit haben, sich zurückzuziehen, um sich zu ordnen und danach weitermachen zu können.

11. **Akzeptieren Sie seine Wünsche.** Ihr Baby wird Ihnen zeigen, wenn es nicht mehr kuscheln will. Ihr Jugendlicher wird Ihnen signalisieren, wenn es alleine sein möchte. Zwingen Sie Ihr Kind zu nichts, was es ganz offensichtlich nicht will. So zeigen Sie ihm, dass Sie es ernst nehmen und respektieren.
12. **Gehen Sie in die Natur.** Hochsensible berichten oft davon, dass die Natur ihnen Kraft und Ausgleich gibt. Zeit mit Tieren, im Wald oder Feld kann wahre Wunder bewirken und das überreizte Gehirn zurückzusetzen. Machen Sie also Spaziergänge oder lassen Sie Ihr Kind draußen spielen. Das gibt ihnen viel mehr, als stundenlang vor der Konsole oder dem Fernseher zu hocken.
13. **Lieben Sie Ihr Kind.** Lieben Sie es bedingungslos, mit all seinen Macken, seinen Talenten und Besonderheiten. Nur so wird es in der Lage sein, sich selbst zu akzeptieren und irgendwann genauso sehr zu lieben wie Sie.

HÄUFIG GESTELLTE FRAGEN

Was ist Hochsensibilität?

Hochsensible Menschen nehmen Umweltreize sehr viel intensiver wahr als ihre Mitmenschen. Das bedeutet einerseits, dass ihre fünf Sinne stärker aktiviert werden und sie dadurch z.B. besser hören, sehen oder schmecken. Andererseits kann Hochsensibilität auch das Denken oder Fühlen betreffen. So sind die Gefühle emotional hochsensibler Menschen besonders ausgeprägt und sie können die Stimmungen anderer Personen besonders gut erkennen und deuten. Kognitiv Hochsensible gelten oft als hochbegabt, da sie komplizierte Zusammenhänge schnell erfassen und ordnen können. Hochsensibilität ist also weitaus mehr als ein ständig weinendes Kind!

Wie erkenne ich, dass mein Kind hochsensibel ist?

Hochsensibilität wird mit Hilfe eines Fragebogens „diagnostiziert“. Diesen können Sie für sich selbst, für oder mit Ihrem Kind durchgehen. Eine Diagnose wird im strengen Sinne aber nicht gestellt, da Hochsensibilität keine Krankheit, sondern ein Persönlichkeitsmerkmal bzw. ein bestimmtes Temperament ist.

Welche Eigenschaften haben hochsensible Kinder?

Hochsensible Kinder zeichnen sich u.a. durch folgende Eigenschaften aus: Sie fühlen und denken intensiver als der Durchschnitt. Sie sind detailverliebt, sorgfältig und können sich gut vertiefen. Sie sind überaus empathisch und fühlen manchmal mehr mit, als ihnen lieb ist. Sie sind harmoniebedürftig und hassen Streits. Sinnesreize nehmen sie stärker wahr als andere. Sie sind stressanfälliger und oft introvertiert. Häufig mangelt es ihnen an Selbstbewusstsein. Andererseits können sie die Schönheit in den noch so kleinsten Dingen sehen und sich darüber freuen. Sie sind gute Zuhörer, können sich Dinge gut merken und sind sehr kreativ. Sie sind etwas Besonderes, durch und durch!

Wie erkläre ich meinem Kind, was Hochsensibilität ist?

Das ist altersabhängig! Wichtig ist, genau so viel zu erklären, wie Ihr Kind auch verstehen kann. Bei Jugendlichen können Sie dementsprechend weiter ins Detail gehen als bei einem Kleinkind. Achten Sie darauf, Hochsensibilität als etwas Positives zu definieren. Nennen Sie z.B. Gefühlsstärke, aus der sich zwar Hindernisse ergeben können, die Sie aber gemeinsam überwinden werden.

Was tue ich, wenn mein Kind hochsensibel ist?

Sie tun genau das, was Sie mit einem normal sensiblen Kind auch tun: Es lieben, ihm zuhören und ihm bestimmte (notwendige) Grenzen aufzeigen. Vielleicht braucht Ihr hochsensibles Kind etwas mehr Aufmerksamkeit und ein paar Mal öfter eine Schulter zum Anlehnen oder ein offenes Ohr. Nehmen Sie seine Sorgen und Ängste ernst, akzeptieren Sie seine Wünsche und unterstützen Sie es, wo Sie nur können.

Wie unterstütze und stärke ich mein hochsensibles Kind?

Hochsensible Kinder brauchen vor allem hinsichtlich ihres Selbstwertgefühls oft Hilfe von ihren Eltern. Um das Selbstbewusstsein zu stärken, gibt es verschiedene Übungen, die wir Ihnen in diesem Buch vorgestellt haben. Beobachten Sie Ihr Kind genau, hören Sie ihm zu und erkennen Sie somit, wo seine Stärken liegen. Fördern Sie diese und arbeiten Sie daran, dass es mit seinen Schwächen leben kann. Denn jedes hochsensible Kind kann ein glückliches Leben führen, wenn ihm von klein auf durch Eltern, Geschwister und Freunde der Rücken gestärkt wird!

HAFTUNGSAUSSCHLUSS

Die Umsetzung aller enthaltenen Informationen, Anleitungen und Strategien dieses Buchs erfolgt auf eigenes Risiko. Für etwaige Schäden jeglicher Art kann der Autor aus keinem Rechtsgrund eine Haftung übernehmen. Für Schäden materieller oder ideeller Art, die durch die Nutzung oder Nichtnutzung der Informationen bzw. durch die Nutzung fehlerhafter und/oder unvollständiger Informationen verursacht wurden, sind Haftungsansprüche gegen den Autor grundsätzlich ausgeschlossen. Ausgeschlossen sind daher auch jegliche Rechts- und Schadensersatzansprüche. Dieses Werk wurde mit größter Sorgfalt nach bestem Wissen und Gewissen erarbeitet und niedergeschrieben. Für die Aktualität, Vollständigkeit und Qualität der Informationen übernimmt der Autor jedoch keinerlei Gewähr. Auch können Druckfehler und Falschinformationen nicht vollständig ausgeschlossen werden. Für fehlerhafte Angaben vom Autor kann keine juristische Verantwortung sowie Haftung in irgendeiner Form übernommen werden.

URHEBERRECHT

Luise Berthauer

Impressum:

1. Auflage

Kontakt:
Luise Bethhauer
c/o AutorenServices.de
Birkenallee 24
36037 Fulda

Printed in Germany
by Amazon Distribution
GmbH, Leipzig

20873524R00066